Dr. *(Univ. Beijing)* Li Wu
Prof. Jiao Fenè

Gesund und ausgeglichen mit Tai Ji und Qi Gong

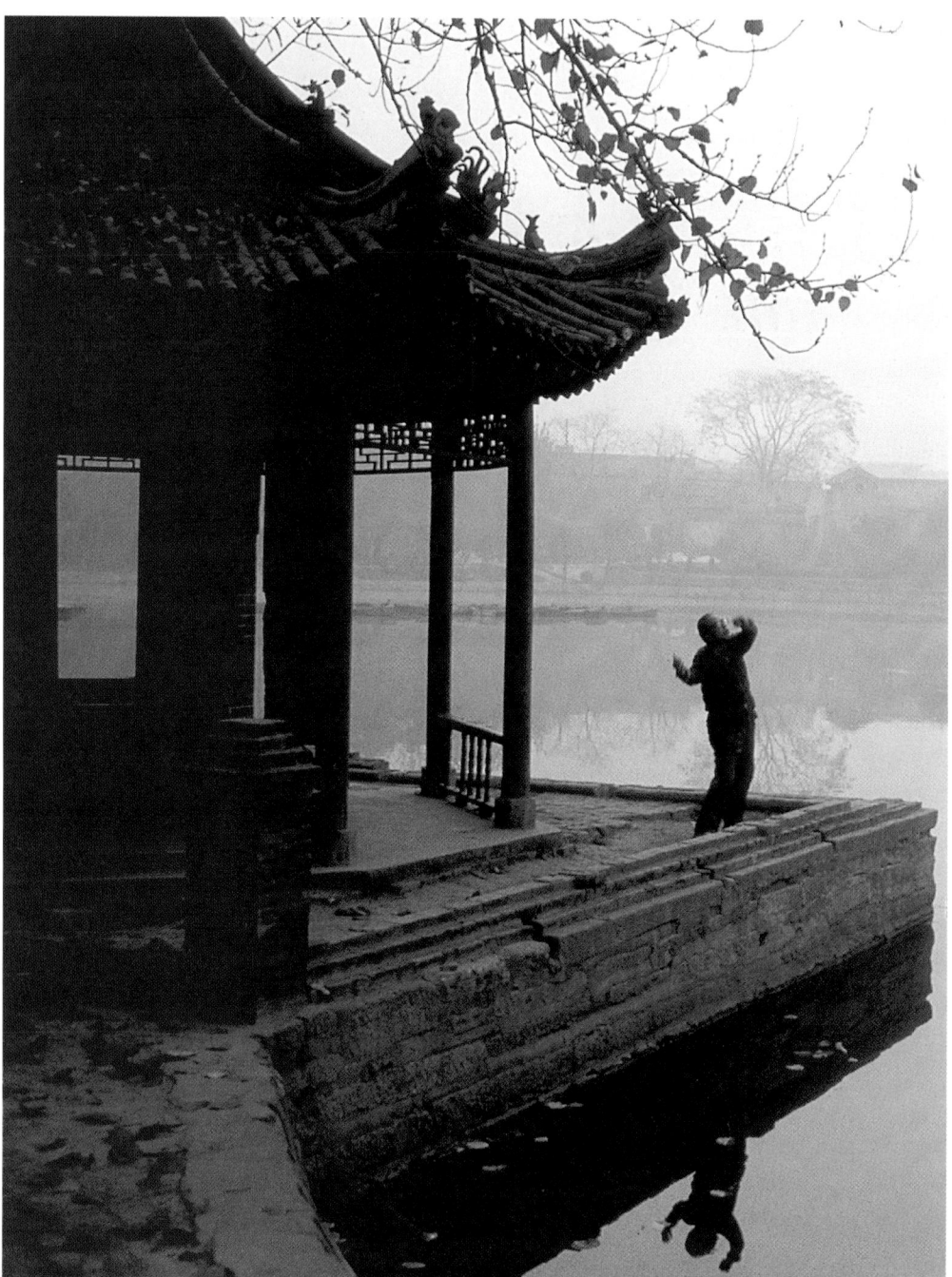

Dr. *(Univ. Beijing)* Li Wu
Prof. Jiao Fenè

Gesund und ausgeglichen mit Tai Ji und Qi Gong

Körper und Geist durch bewusste Atmung
und Bewegung harmonisieren

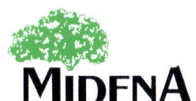

MIDENA

Inhalt

Vorwort 6

Qi Gong – eine Einführung 8

Was heißt Qi Gong? 10
Zwei Arten von Qi Gong 10

Die Traditionelle Chinesische Medizin 11

Angeborenes und erworbenes Qi 12

Qi-Zentren und Qi-Leitbahnen 12

Natürliches Atmen und Qi-Atmen 14

Die Wirkung von Qi Gong 15
Zu seinem Ursprung zurückfinden 16

Tai Ji Quan – Meditation in Bewegung 18

Der Name und seine Bedeutung 18
Zur Geschichte des Tai Ji Quan 19
Die verschiedenen Schulen des Tai Ji Quan 21
Tai Ji Quan als Volkssport 23

Die Heilkraft von Tai Ji 23
Die Geschichte von Xia Xiaoyu 24

Die Wirkung von Tai Ji auf den Organismus . . . 24
Das Nervensystem 24
Der Bewegungsapparat 25
Atmung und Kreislauf 25

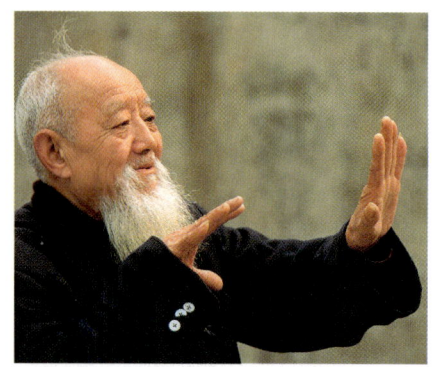

Den Geist zur Ruhe kommen lassen, den Körper harmonisieren: durch Konzentration in der Bewegung.

Über das Üben 26

Yin und Yang 26
Fließende Bewegungen 26
Entspannung und Harmonie 27
Entspannte Aufmerksamkeit 27
Den Atem fließen lassen 27

Die Körperhaltung 28

Die 24 Bewegungsbilder der Peking-Form 30

Mit Tai Ji-Qi Gong Krankheiten heilen 58
Die Grundhaltungen beim Tai Ji-Qi Gong 58
Ausgewählte Übungen aus dem Tai Ji-Qi Gong 60
Übergewicht 60
Müde Muskeln und Gelenkschmerzen 62
Gelenkentzündungen 64
Rheuma 66
Bronchitis 67
Herzklopfen, Kurzatmigkeit, Asthma, Schlaflosigkeit .. 68
Ohrensausen (Tinnitus) 69
Schlaflosigkeit 70
Schlaflosigkeit und Nervosität 72
Schilddrüsenüberfunktion 73
Arthrose und Schulterschmerzen 74
Haarausfall 75
Halswirbelsäulen-Schmerzen 75
Kopfschmerzen 76
Niedriger Blutdruck 77
Herzrhythmusstörungen 78
Diabetes 79
Hämorrhoiden 80
Brustkrebs 81

Das Duftende Qi Gong-Xianggong 86
Die Vorzüge des Duftenden Qi Gong 86
Die großen Meister des Duftenden Qi Gong 87
Über das Üben 88
Übungen der Grundstufe 90
Übungen der Mittelstufe 106
Das heilende Wasser von Meister Tian Ruisheng 123

Nachwort 124
Über dieses Buch 125
Stichwortverzeichnis 126

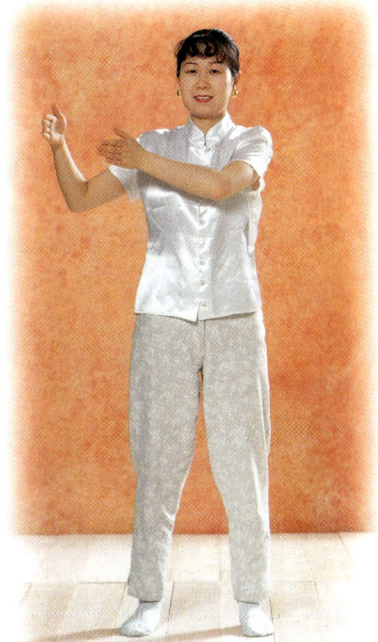

Lassen Sie die Qi Gong-Übungen zu einem Bestandteil Ihres Tagesablaufs werden.

Vorwort

Seit einigen Jahren sind ganzheitliche Körpertherapien auch im Westen sehr beliebt und verbreitet. Unter den vielen Therapien erfreuen sich die traditionellen chinesischen Körperübungen Qi Gong und Tai Ji Quan besonders großer Beliebtheit. Beide Übungszweige bieten eine wunderbare Gelegenheit, selbst ganzheitlich für Gesundheit und Wohlbefinden zu sorgen. Die Übungen regen die Körperfunktionen an, der Körper wird stabilisiert und mobilisiert, der Geist wach und agil, sie bringen Energien in Fluss und wirken ausgleichend und harmonisierend.

Für die Traditionelle Chinesische Medizin (TCM) steht das Qi, die Lebensenergie, die Kraft, die in allem Lebendigen fließt, im Zentrum der medizinischen Behandlung.

Qi Gong und Tai Ji Quan helfen uns außerdem dabei, wieder gesund zu werden, wenn wir schon krank sind. In China werden beide Übungszweige mit großem Erfolg zur Vorbeugung und zur Behandlung von Krankheiten eingesetzt. Die großen Heilerfolge von Qi Gong und Tai Ji Quan beruhen nach Auffassung der Traditionellen Chinesischen Medizin (TCM) auf der Fähigkeit dieser Körpertherapien, die Lebensenergie, die durch den Körper des Menschen fließt, anzuregen und zu stärken. Diese Lebensenergie steht in Asien im Zentrum des gesamten medizinischen und philosophischen Denkens. Über viele tausend Jahre wurde dort ein Konzept entwickelt, das die Energie des Menschen, die Energie des Umfelds und des gesamten Kosmos miteinander in Beziehung setzt. Mit Energie meinen die Chinesen die Lebenskraft, die in allem Lebendigen fließt. Kann diese Energie im Menschen ungehindert und frei fließen, fühlt sich der Mensch gesund. Fließt sie aber nur spärlich oder kommt sie zum Stillstand, wird er krank und fühlt sich unwohl.

Was ist Qi Gong

Zwar sind Qi Gong und Tai Ji Quan im Westen in aller Munde, doch oft ist es schwierig, sich für eines der Übungssysteme zu entscheiden. Dazu muss man wissen, dass Qi Gong heute als Sammelbezeichnung für eine Vielzahl ganz verschiedener Methoden und Übungen gebraucht wird. Im Grunde ist es die Bezeichnung für alle Übungen, in denen das Qi, die Lebensenergie des Menschen, durch den Menschen selbst genährt und gepflegt werden soll. Drei davon – Tai Ji Quan, Tai Ji-Qi Gong und das Duftende Qi Gong – möchten wir Ihnen in diesem Buch vorstellen.

Die verschiedenen Formen des Qi Gong

In China sind im Laufe der Geschichte sehr viele Qi Gong-Formen entstanden. In den einzelnen Schulen werden jeweils andere Übungen gelehrt und andere Aspekte betont. Manche Schulen stehen den Kampfkünsten, andere der Meditation nahe. Manche betonen die geistigen, andere die körperlichen Aspekte. Trotz der Unterschiede beruhen alle Formen auf der gleichen inneren und äußeren Grundhaltung. Auch die Prinzipien des Übens und Lehrens gleichen einander.

So beruht die alte chinesische Bewegungslehre Tai Ji Quan auf alten Verteidigungstechniken (Kung Fu) und ist Heilgymnastik, Meditation und Kampfsportart in einem. Die sanften, fließenden Bewegungen werden langsam und konzentriert ausgeführt. In unserem Übungsteil stellen wir Ihnen die vom Sportkomitee der Volksrepublik China modifizierte kurze Form mit 24 Folgen, die so genannte Peking-Form, vor. Anders als die langen Formen ist sie leicht zu erlernen und ermöglicht daher auch Anfängern einen Einstieg. Trotzdem bedarf es langjähriger Übung und der Anleitung durch einen Lehrer, um Tai Ji Quan richtig zu beherrschen. Ohne Anleitung hingegen sind das Duftende Qi Gong-Xianggong und die kombinierten Tai Ji- und Qi Gong-Übungen zu erlernen. So zeichnen sich die Übungen des Duftenden Qi Gong gerade dadurch aus, dass sie ohne Mühe in den Alltag integriert werden können und auch ohne Vorkenntnisse leicht zu erlernen sind. Trotzdem möchten wir Ihnen raten, Ihre Beschwerden immer erst von einem Arzt oder Heilpraktiker untersuchen zu lassen. Körperliche oder seelische Erkrankungen müssen in jedem Fall medizinisch behandelt werden. Ideal sind natürlich Therapien mit einem ganzheitlichen Ansatz.

In China sind im Laufe der Jahrhunderte viele Formen des Qi Gong entstanden – eine davon ist die Kunst des Tai Ji Quan. Sie wird heute von Millionen von Chinesen ausgeübt.

Tai Ji-Qi Gong-Übungen verbinden die Vorteile des Tai Ji Quan und des Qi Gong miteinander, indem sie die weichen, fließenden Bewegungen des Tai Ji Quan mit dem gelenkten Atemfluss des Qi Gong verknüpfen.

Qi Gong – eine Einführung

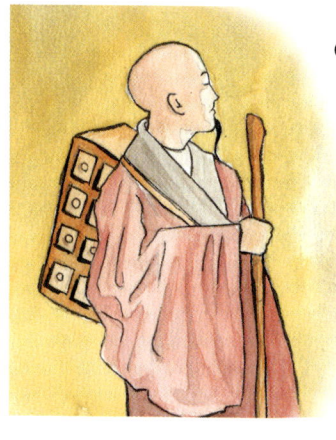

Qi Gong (sprich: Tschi Gung), die aus China kommende Lehre für ein langes, gesundes Leben, beruht auf jahrtausendealtem Wissen. Die ältesten Hinweise auf Qi Gong finden sich in dem berühmten Werk Nei Jing. Das Nei Jing enthält die Ratschläge des Arztes Qi Bo an den Gelben Kaiser, Huang Di, der um 2600 v. Chr. gelebt hat und als Begründer der chinesischen Kultur gilt. Historiker datieren das Buch auf die Han-Zeit, also um das Jahr 200 v. Chr. Noch heute gilt das Werk als eine der besten Einführungen in das Qi Gong.

Qi Gong ist keine Praxis, die nur wenigen Eingeweihten oder bestimmten Fachkreisen vorbehalten ist. Jedem steht dieser Weg zu größerem Wohlbefinden offen.

Qi Bo schreibt in seinem Werk: »Es war einmal ein Kaiser mit Namen Huang Di. Von Geburt an mit Scharfsinn begabt, redegewandt von klein auf, wurde er mit dem Eintritt in das Jünglingsalter weise, nahm an Rechtschaffenheit und Feinsinnigkeit zu, und nachdem er sein Werk vollendet hatte, stieg er zum Himmel auf (erstieg er im Mannesalter den Thron des Himmelssohnes).

Er spricht zum erhabenen Meister Qi Bo:
Man hat mir berichtet, daß die Menschen im frühen Altertum hundert Jahre lebten, ohne daß ihre Lebenskraft schwächer geworden wäre. Bei den Menschen von heute lassen die Kräfte schon mit fünfzig Jahren nach. Ist das so, weil die Zeiten sich geändert haben, oder ist es die Schuld der Menschen?
Dem Tao folgend, richteten sich die Alten nach Yin und Yang. Sie waren maßvoll in ihrer Ernährung und in ihren Tätigkeiten. Sie vermieden die Überforderung, gaben acht, ihrem Körper und ihrem Geist nicht zu schaden, und versetzten sich so in die Lage, hundert Jahre zu leben. Die Menschen heutzutage handeln nicht

Millionen von Chinesen befolgen die Ratschläge der ältesten chinesischen Schrift über Medizin – zur Stärkung ihres Körpers und zum Schutz gegen Krankheiten.

mehr in gleicher Weise, sie betrinken sich mit Alkohol, sind vermessen und verschwenderisch. Die Leidenschaften erschöpfen ihre Lebenskraft und vergeuden ihren natürlichen Atem. Unersättlich und unbedacht, liefern sie sich ihren Neigungen aus, widersetzen sich den wahren Freuden des Lebens, erregen sich ohne Maß und erschöpfen sich vor der Zeit.

Die Weisen des hohen Altertums lehrten jeden, rechtzeitig die ›widernatürlichen Formen der Erschöpfung und der Piratenwinde‹ zu meiden und durch Ruhe und Konzentration ihren natürlichen Atem zu kontrollieren, um ihren Geist im Inneren zu halten, damit sie den Krankheiten keine Angriffsfläche bieten. Dank der Mäßigung der Triebe und der Zurückhaltung der Gelüste bleibt das Herz in Frieden und ungestört; der Körper arbeitet, ohne sich zu erschöpfen; der Atem folgt einem regelmäßigen Lauf, und jedes von ihnen ist befriedigt.

Indem sie ihre Nahrung zu würdigen wußten, zufrieden mit ihrer Kleidung und fröhlich in ihrer Einfachheit lebten, ohne Verlangen nach besseren Lebensbedingungen, waren die Menschen das, was man ›einfach‹ nennt. Keine Begehrlichkeiten trübten ihren Blick, keine Unordnung befiel ihr Herz.

Ein altes chinesisches Sprichwort sagt: »Tai Ji schenkt die Geschmeidigkeit eines Kindes, die Gelassenheit eines Weisen und die Gesundheit eines Holzfällers.«

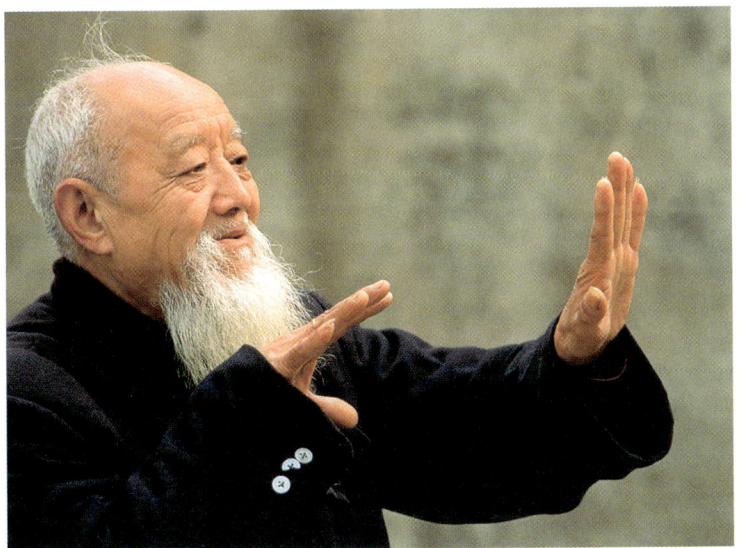

Tai Ji ist »Bewegungsmeditation« und verhilft zu Gesundheit und innerer Ruhe, weil Körper, Geist und Seele angesprochen werden.

Gewöhnliche Menschen oder Gelehrte, klug oder nicht, alle hielten sich von inneren Erschütterungen fern, denn sie stimmten mit dem Tao überein. Sie erreichten ein Alter von hundert Jahren, ohne daß ihre Lebenskraft nachgelassen hätte, weil ihre Tugend nicht nachließ.«

Was heißt Qi Gong?

Der berühmte Taoist Zhuangzi schrieb um 350 v. Chr.: »Das Leben des Menschen ist eine Ansammlung von Qi: Wenn es sich sammelt, bedeutet es Leben, wenn es sich zerstreut, bedeutet es Tod.«

Das chinesische Wort »Qi« hat viele Bedeutungen: Es kann mit Hauch, Atem, Gas, Luft, Geruch und mit Energie übersetzt werden. Zugleich ist Qi aber auch ein zentraler Begriff der chinesischen Philosophie und der Traditionellen Chinesischen Medizin (TCM). In der Traditionellen Chinesischen Medizin steht Qi für die physiologische Aktivität des Organismus und somit für Leben, Energie und Kraft. Deshalb wird Qi heute meist vereinfachend mit Lebenskraft übersetzt. Nach chinesischer Vorstellung ist Qi eine Energie, die den gesamten Kosmos durchdringt – Qi fließt in jedem Baum, in jedem Berg, in jedem Fluss und natürlich auch in jedem Menschen.

»Gong« hingegen bedeutet Arbeit, Ausdauer, beharrliches Üben, Mühe, im weiteren Sinne auch Können und mit viel Mühe erreichte Geschicklichkeit.

Qi Gong bedeutet somit im übertragenen Sinne »Übungen, die das Qi beeinflussen und die Fertigkeit, das (eigene) Qi zu bearbeiten«. Dabei umfasst Qi Gong die verschiedensten Übungen und Techniken, die helfen das Qi zu beeinflussen. Aus diesem Grund kann auch niemand sagen, wie viele Qi Gong-Übungen es in China gibt. Denn Qi Gong ist nichts anderes als die Summe eines jahrtausendealten, reichen Erfahrungsschatzes zur Stärkung des Körpers und des Wohlbefindens.

Zwei Arten von Qi Gong

Trotz der Vielzahl der verschiedenen Methoden unterscheidet man zwei Arten von Qi Gong. Das eine ist das »Qi Gong der Ruhe«. Es wird im Stehen, Sitzen oder Liegen ausgeführt, bei diesem Qi Gong spielt die Atmung eine sehr wichtige Rolle. Die ruhigen Bewegungen ermöglichen eine umso intensivere Wahrnehmung und Steuerung der inneren Bewegung. Die zweite Form ist das »Qi Gong der Bewegung«, wobei geschmeidige, fließende Bewegungen eingesetzt werden, um Gedanken und Gefühle, Qi und körperliche Kraft in Einklang zu bringen.

Die Traditionelle Chinesische Medizin

Anders als die westliche Schulmedizin interessiert sich die Traditionelle Chinesische Medizin (TCM) nicht für naturwissenschaftliche Erkenntnisse, ihre Heilerfolge beruhen auf der Beobachtung von Körperreaktionen und der Deutung von Körpererfahrungen. Zwar kennt sie die Grundlagen der Anatomie, Chirurgie und der Inneren Medizin, doch sie nutzt sie anders. Dabei konzentriert sich die Traditionelle Chinesische Medizin auf etwas, was in keinem westlichen Lehrbuch zu finden ist: auf das Qi. Nach der Traditionellen Chinesischen Medizin ist der Mensch gesund, wenn die polaren Kräfte von Yin und Yang im Einklang sind und das Qi, die Lebenskraft, ungehindert fließen kann. Mangel oder Überfluss an Yin oder Yang oder Blockierungen des Qi-Flusses können zu Krankheiten führen.

In der Traditionellen Chinesischen Medizin wird Qi Gong vor allem zur ganzheitlichen Stärkung der Lebensenergie eingesetzt. Die traditionellen chinesischen Körperübungen stärken und erhalten die körperliche und geistige Gesundheit. Selbst chronische Krankheiten können durch Qi Gong geheilt, wenigstens aber gelindert werden.

Besondere Aufmerksamkeit gilt in der chinesischen Medizin dem Vorbeugen von Krankheiten. So steht schon im Nei Jing geschrieben: »Die Weisen heilen das, was noch nicht krank ist.« Es geht also in der Traditionellen Chinesischen Medizin darum, Qi-Störungen möglichst frühzeitig zu erkennen und zu beseitigen.

Die Traditionelle Chinesische Medizin ist eine Ganzheitsmedizin, die die Unterteilung des Menschen in Körper und Seele nicht kennt. Ist der Organismus krank, muss der ganze Mensch untersucht und behandelt werden.

Angeborenes und erworbenes Qi

Jeder Mensch hat zwei Arten von Qi: das angeborene und das erworbene Qi. Das angeborene Qi haben wir von unseren Eltern geerbt. Es wird als »das von Himmel und Erde gekommene Qi« bezeichnet. Im allgemeinen versteht man darunter auch die Konstitution eines Menschen. Das erworbene Qi hingegen nehmen wir durch die Nahrung und die Atmung auf. Wie gesund wir sind, hängt also auch von der Qualität der Nahrung und der Luft, der Atmung und der Lebensführung ab. Auch die körperlichen und psychischen Belastungen spielen eine wichtige Rolle.

Qi-Zentren und Qi-Leitbahnen

Auf den Meridianen, auch Leitbahnen genannt, zirkuliert die Lebensenergie Qi durch unseren Körper. Über diese Leitbahnen sind alle Organe des Körpers miteinander verknüpft.

Nach chinesischer Vorstellung ist der menschliche Körper von Qi-Zentren (Dan Tian) und Qi-Leitbahnen (Meridiane) durchzogen. So fließt das Qi hauptsächlich auf bestimmten Bahnen, die man anatomisch zwar nicht genau lokalisieren, aber spüren kann. Diese Leitbahnen verbinden wie ein Netz alle Bereiche des Körpers. Man unterscheidet zwölf Haupt- und acht Sonderleitbahnen, durch sie wird die Körperoberfläche mit den inneren Organen verbunden. Zwar ist die Existenz der Meridiane und Speicherorte naturwissenschaftlich noch nicht erwiesen, das bedeutet aber nicht, dass es sie nicht gibt. Entdeckt wurden sie allein durch sorgfältige Körperbeobachtung.

Obwohl das Qi durch den gesamten Körper fließt, gibt es Orte, wo es sich bevorzugt sammelt. Diese Orte heißen auch Speicherorte. Auf diese Speicherorte sollten Sie während des Übens Ihre ganze Aufmerksamkeit lenken und sich dabei vorstellen, wie sich das Qi, die Lebensenergie, dort sammelt. Durch die Stimulierung dieser Qi-Zentren wird die Aufnahme und die Umwandlung von Qi angeregt und die Qi- und Blutzirkulation im Körper gestärkt. Es werden – je nach Qi Gong-Methode und Qi Gong-Meister – eine Vielzahl von verschiedenen Qi-Zentren unterschieden.

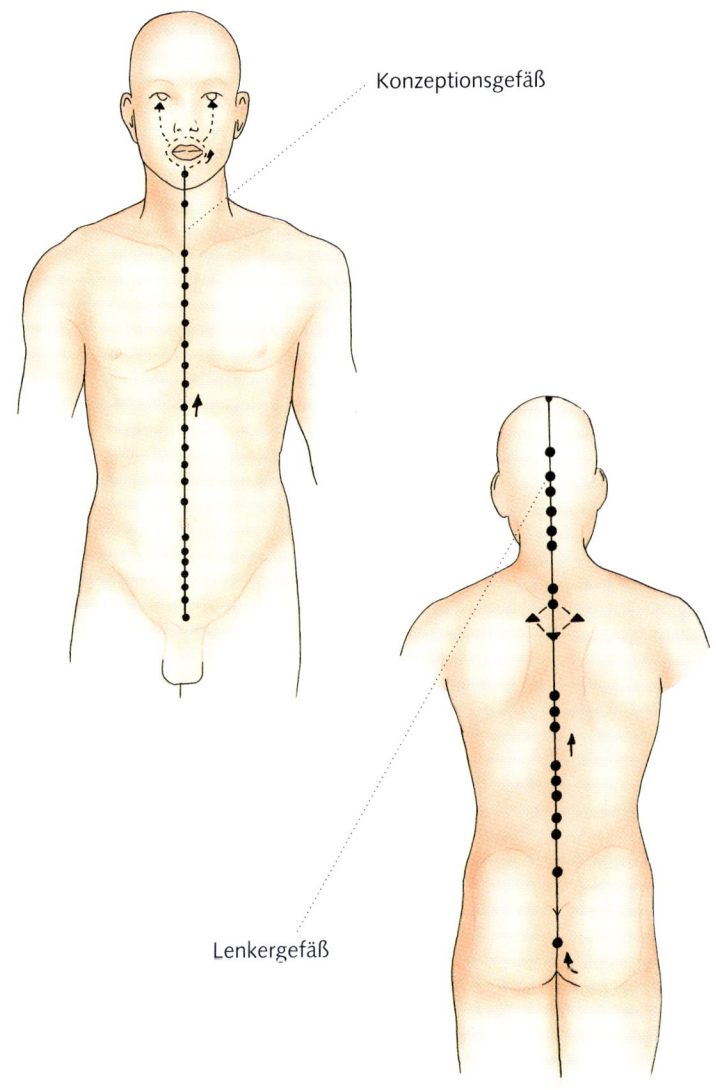

Konzeptionsgefäß

Lenkergefäß

Beim Qi Gong werden die Qi-Zentren stimuliert, damit das Qi frei und ungehindert im Körper zirkulieren kann. Auf diese Zentren sollte man beim Üben seine ganze Aufmerksamkeit richten.

Beim Qi Gong sollten alle Bewegungen ihren Ursprung im wichtigsten Energiezentrum des Körpers, dem unteren Dan Tian haben. Dieser Punkt (1) befindet sich drei Fingerbreit unter dem Bauchnabel. Der zweite Dan Tian-Punkt (2) liegt in der Mitte des Brustbeins in Höhe der Brustwarzen, der dritte oberhalb der Nase in der Mitte zwischen den Augenbrauen.

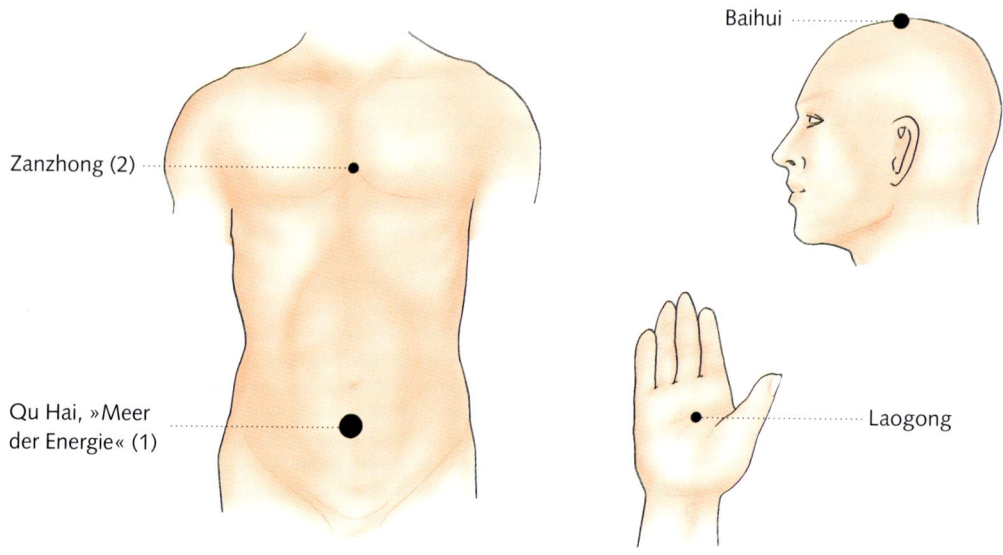

Baihui

Zanzhong (2)

Qu Hai, »Meer der Energie« (1)

Laogong

Natürliches Atmen und Qi-Atmen

Das natürliche Atmen ist eine runde, weiche, fließende Atembewegung, bei der das Ein- und Ausatmen ohne Anstrengung einfach kommt und geht.

Beim Qi Gong gibt es viele verschiedene Atemtechniken. Für den Anfänger sind aber nur zwei von Bedeutung: das »natürliche Atmen« und das »Qi-Atmen«. Viele Menschen haben das natürliche Atmen verlernt – aus dem einfachen Grund, weil sie keine Zeit mehr dafür haben. Statt über das Zwerchfell zu atmen, atmen sie hauptsächlich über den Brustkorb. Die Folgen sind oft typische Zivilisationserkrankungen: Fehlhaltungen und Verspannungen, Herz- und Kreislaufstörungen.

Dabei ist natürliches Atmen ganz einfach: Ziehen Sie die Luft bei geschlossenem Mund durch die Nase ein. Dabei hebt sich ohne jegliche Anspannung das Zwerchfell, der Bauch wird leicht rund und beim Ausatmen durch die Nase wieder flach. Machen Sie dazu folgende Übung:

☯ Setzen Sie sich ganz entspannt, aber mit kerzengerader Wirbelsäule auf einen Stuhl, und legen Sie die Hände übereinander auf den Bauch. Atmen Sie bei geschlossenem Mund tief durch die Nase ein und aus, und verinnerlichen Sie dabei, wie sich Ihre Hände heben und senken.

Wenn Sie diese Übung ein paarmal gemacht haben, werden Sie verblüfft feststellen, wie Ärger und Stress von Ihnen abfallen, Verkrampfungen sich lösen und Ihr Herzschlag sich verlangsamt.

Das Qi-Atmen stellt sich beim Üben fast automatisch ein – man muss dafür nur völlig entspannt sein. Anfänger haben beim Qi-Atmen oft Angst, etwas falsch zu machen, weil sie mit der Brust atmen. Bei den meisten Übungen können Sie ruhig mit der Brust atmen – Sie müssen nur darauf achten, dass Schultern und Nacken locker bleiben.

Beim Qi-Atmen lernen Sie, Ihren Körper und seine Organe bewusst wahrzunehmen. Lassen Sie dabei den Atem kommen und gehen und spüren Sie, wie sich Ihre Hände heben und senken.

☙ Ziehen Sie die Luft langsam durch die Nase ein, dabei zieht sich das Zwerchfell nach unten, die Bauchmuskeln spannen sich automatisch an.

☙ Ihr Qi fließt nun vom unteren Dan Tian in die unsichtbaren Energiekanäle Ihres Körpers, die Meridiane.

☙ Atmen Sie tief und langsam durch die Nase aus, Ihre Bauchmuskeln entspannen sich, und der untere Dan Tian-Punkt lädt sich mit Energie auf.

Je häufiger Sie diese Atemübung wiederholen, desto sicherer werden Sie, und desto mehr Energie sammeln Sie in Ihrem unteren Dan Tian-Punkt.

Diese Übung eignet sich auch hervorragend als Einschlafhilfe. Nur müssen Sie sie dann im Liegen machen.

Die Wirkung von Qi Gong

Als ganzheitliches Übungssystem stärkt Qi Gong den Menschen innerlich und äußerlich. Man fühlt sich ruhiger und konzentrierter, leichter und beschwingter, der Geist ist ruhig und die Seele beschwingt. Da das Qi ungehindert fließen kann, fühlt man sich stärker und leistungsfähiger. Äußerlich werden, so Professor Li Ding, Präsident der Allchinesischen Vereinigung für Akupunktur und Moxibustion und Vorstand der Studiengesellschaft für Qi

Gong-Wissenschaft in der Provinz Shanxi, die Sehnen, die Knochen und die Haut gestärkt, die Funktionen des Gehirns reguliert und die Funktionen des Blutgefäß-Systems, der Verdauungsorgane und anderer Organe gefördert.

Zu seinem Ursprung zurückfinden

Qi Gong ist weit mehr als eine Übungsmethode, für die man sich täglich nur eine Viertelstunde Zeit nehmen muss: Wer nach der Philosophie von Qi Gong leben will, muss sein Leben ganz neu gestalten. Dazu gehört auch, dass Sie bei allem, was Sie tun, also auch beim Lesen, Gehen, Sprechen und Essen, auf Ihren Körper achten und ihn ganz bewusst wahrnehmen. Die bewusste Körperwahrnehmung hilft Ihnen, zu Ihrem Ursprung zurückzufinden. Sie lernen, wieder zu spüren, was Ihnen gut tut. Beispielsweise lernen Sie, sich so zu bewegen, dass Sie dabei nicht ermüden und Ihre Gelenke und Ihren Rücken schonen. Geschult wird auch Ihre Vorstellungskraft, das lehrt Sie, sensibler auf Ihre inneren Bedürfnisse zu reagieren und sie auf sinnvolle Weise mit den Anforderungen der Umwelt zu verknüpfen. Dadurch werden Sie ruhiger und gelassener und können auch starke Belastungen besser meistern.

Qi Gong lehrt Sie, mit beiden Beinen fest auf der Erde zu stehen und gleichzeitig mit dem Himmel verbunden zu sein. So gewinnen Sie zu sich und Ihrer Umgebung ein ausgeglicheneres, harmonischeres Verhältnis.

Zum Ursprung zurückzufinden heißt auch, sich auf seine ureigensten Fähigkeiten und Kräfte zu besinnen und sie bewusst zu fördern. Durch die Beschäftigung mit Qi Gong können sich auch Ihre Einstellungen und Ziele verändern. So kann es geschehen, dass sich Verhärtungen, die Sie viele Jahre mit sich tragen, plötzlich lösen und Sie eine ganz neue Einstellung zum Leben gewinnen.

Gesund leben

Zum Qi Gong gehört auch eine gesunde Lebensweise, die wichtigste Regel dabei lautet, dass man nicht einseitig »gesund« leben sollte, sondern ganzheitlich. Das bedeutet zum Beispiel, dass man ohne Angst isst, was einem schmeckt, aber nicht zu viel und einseitig. Maß halten ist überhaupt eine der wichtigsten Voraussetzungen für ein langes, gesundes Leben.

Tipps für ein langes, gesundes Leben

■ Die wichtigste Voraussetzung für ein langes, gesundes Leben ist ein fester Tagesablauf. Dazu gehört, dass Sie jeden Tag zur gleichen Zeit aufstehen.

■ Essen Sie Ihre Mahlzeiten jeden Tag zur gleichen Zeit. Zum Beispiel: Frühstück um 7 Uhr, Mittagessen um 12.30 Uhr, Abendessen um 18.30 Uhr.

■ Gehen Sie immer zur gleichen Zeit schlafen. Am besten vor Mitternacht.

■ Schränken Sie Ihren Alkohol- und Nikotinkonsum ein. Auch zu viel Süßigkeiten sind ungesund. Erleben Sie diesen Verzicht ganz bewusst, und sagen Sie sich: »Dafür geht es mir morgen richtig gut!«

■ Versuchen Sie, immer die Ruhe zu bewahren und sich nicht aufzuregen. Wutanfälle bringen nichts, sie zerstören nur. Nehmen Sie sich nicht so wichtig!

■ Üben Sie sich in Toleranz. Versuchen Sie, großzügiger zu sein und mehr Verständnis für Ihre Mitmenschen aufzubringen. Entwickeln Sie eine Grundeinstellung zum Leben, die lehrt, eher etwas hinzunehmen und zu verzeihen, als zu bestrafen. So vermeiden Sie unnötigen Ärger und gewinnen eine positive Ausstrahlung.

■ Gehen Sie täglich spazieren – auch wenn es stürmt und schneit. Atmen Sie tief ein, und denken Sie daran, dass Sauerstoff in den Lungen den Geist beflügelt.

■ Nehmen Sie sich jeden Tag Zeit für sich selbst. Setzen Sie sich allein an Ihren Lieblingsplatz und meditieren Sie. Lassen Sie Ihren Gedanken freien Lauf. Reisen Sie in Gedanken durch Zeit und Raum, oder hängen Sie Ihren Träumen nach. Denken Sie einfach nur an sich selbst und was Ihnen gut tut.

Toleranz, Verständnis für die Mitmenschen, eine innere Einstellung, die lehrt, eher etwas hinzunehmen als zu bestrafen, aber auch ein geregelter Tagesablauf sind die wichtigsten Voraussetzungen für ein gesundes Leben.

Tai Ji Quan – Meditation in Bewegung

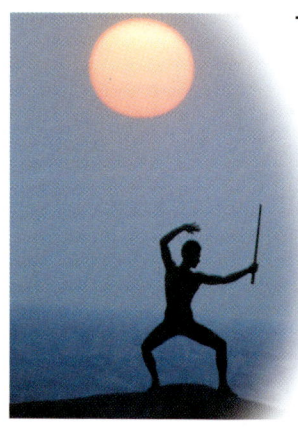

Tai Ji Quan, diese aus den alten chinesischen Kampfkünsten abgeleitete ganzheitliche Bewegungskunst, fasziniert auch im Westen immer mehr Menschen. Tai Ji Quan besteht aus einer Folge von weichen, fließenden Bewegungen, die ruhig, langsam und ohne Anstrengung ausgeführt werden. Durch diese »Meditation in Bewegung« kann der Übende seine Gesundheit verbessern und Vitalität, Wohlbefinden und Lebensfreude steigern.

Konzentration, Achtsamkeit und Ganz-im-Jetzt-Sein sind meditative Aspekte des Tai Ji Quan.

Der Name und seine Bedeutung

Der Name »Tai Ji« hat viele Bedeutungen. Er kann mit »großer Balken« übersetzt werden, der das Dach des Hauses trägt. Die alten Chinesen glaubten, dass die Erde ein Viereck ist, über das sich der Himmel wie eine große Kuppel spannt. Der Himmel wird von einem großen Balken gestützt, dem Tai Ji, das bis tief in die Erde und hoch bis zum Polarstern am Himmel reicht. Wie der Balken soll auch der Mensch stehen: fest verwurzelt in der Erde und aufgerichtet zum Himmel, ein Mittler zwischen Himmel und Erde und Oben und Unten.

Im Taoismus bedeutet Tai Ji der Ursprung von Himmel und Erde und Ausgleich von Yin und Yang (Harmonie). Später wurde Tai Ji auch als Wahrheit aller Dinge zwischen Himmel und Erde, als Ursprung von Himmel und Erde und als Urzustand vor der Entstehung der Welt gedeutet.

Tai Ji Quan üben heißt, die Polarität und den steten Wandel im Leben zu erkennen suchen, beides zu akzeptieren und sein Handeln danach einzustellen.

»Quan« hingegen bedeutet Faust. Tai Ji Quan ist also die Kunst der Selbstverteidigung mit den bloßen Fäusten. Doch die Schule des Kampfes ist nur ein Teil des Tai Ji Quan, für die Chinesen ist Tai Ji Heilgymnastik, Atemkunst und Meditation in einem.

Zur Geschichte des Tai Ji Quan

Über den Ursprung der Bewegungskunst Tai Ji Quan existieren viele Mythen und Legenden. Doch niemand kann genau sagen, wer Tai Ji Quan erfunden hat. Man weiß nur, dass die Kampfkünste in China eine lange Tradition haben. Gepflegt wurden sie vor allem in den taoistischen Klöstern. Dort wurde früh die Kunst der Selbstverteidigung mit Gesundheitsübungen und Meditation verbunden. Besonders berühmt war das Shaolin-Kloster in der Provinz Henan, in dem verschiedene Formen des Faustkampfs und der Waffenkunst gelehrt wurden.

Zhang Sanfeng

Der Legende nach wurde Tai Ji Quan im 12. Jahrhundert erfunden. Zu der Zeit des Song-Kaisers Huizong (1101 bis 1126) wurde der taoistische Mönch Zhang Sanfeng vom Berg Wudang in die Hauptstadt Kaifeng gerufen. Auf dem Weg begegneten ihm 100 Räuber. Zhang Sanfeng musste vor ihnen Zuflucht suchen. In der Nacht besuchte ihn im Traum der Geist des Berges Wudang und führte ihn in die Kunst des Tai Ji ein. Am nächsten Tag nutzte Zhang Sanfeng sein neues Wissen, um die Räuber zu bekämpfen.

Über den Ursprung des Tai Ji Quan sind die Meinungen in China geteilt: Der Legende nach war der taoistische Mönch Zhang Sanfeng der Begründer der chinesischen Kampfkunst Tai Ji Quan. Historische Quellen hingegen nennen die Familie Chen aus der Provinz Henan.

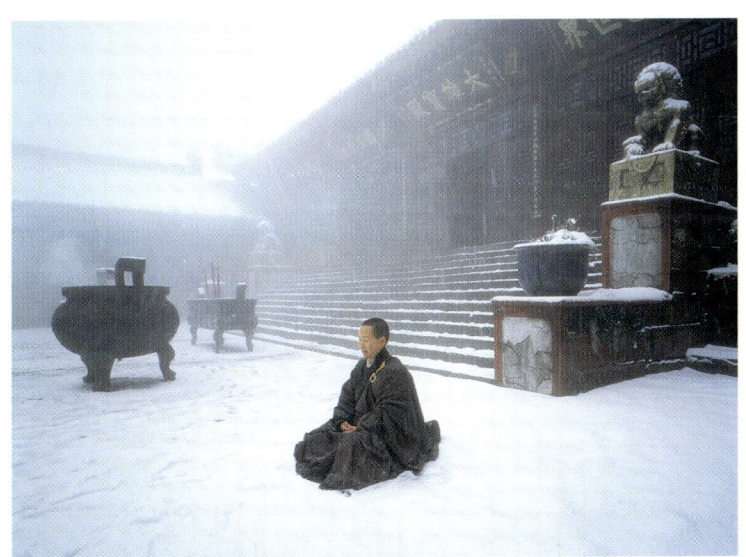

Einer Legende nach war es ein taoistischer Mönch, der im 12. Jahrhundert Tai Ji Quan erfand.

Seine Kunst war so groß, dass es ihm gelang, sie zu besiegen und in die Flucht zu schlagen.

Nach einer anderen Legende hat sich Tai Ji Quan erst im 14. Jahrhundert entwickelt. Auch in dieser Geschichte wird die Kunst des Tai Ji Quan Zhang Sanfeng zugeschrieben. Doch jener Zhang Sanfeng lebte während der späten Yuan- und der frühen Ming-Dynastie. Um die Geheimnisse des Taoismus zu ergründen, vertiefte er sich auf dem Berg Wudang in die Mysterien des Yin und Yang. Da ihn das Geheimnis der Unsterblichkeit besonders faszinierte, beobachtete er Krähen und Schildkröten, zwei Tiere, die besonders lange leben. Eines Tages sah er eine Schlange mit einer Krähe kämpfen und beobachtete, wie die listige Krähe gewann. Er nahm sich diesen ungleichen Kampf der beiden Tiere zum Vorbild und erfand 13 Übungen, die noch heute als Wurzeln des Tai Ji Quan angesehen werden.

Chen Wangting und Yang Luchan

Seine große Popularität verdankt die Kunst des Tai Ji Quan Yang Luchan, er war einer der ersten Meister, der Tai Ji öffentlich lehrte. Viele Jahrhunderte waren die Übungen nur an einige auserwählte, besonders begabte Schüler weitergegeben worden.

Als der eigentliche Begründer des modernen Tai Ji Quan aber gilt Chen Wangting (1597–1664). Er entwickelte den Chen-Stil, der bis heute als Wurzel für alle anderen Stilrichtungen des Tai Ji Quan angesehen wird. Lange Zeit wurden die Tai Ji-Übungen von der Familie Chen streng gehütet und nur an einige auserwählte, besonders begabte Schüler weitergegeben.

Der Legende nach gelang es erst Yang Luchan (1799–1872), das Geheimnis der Familie Chen zu lüften. Da die Familie keine Fremden unterrichtete, gab er sich als taubstumm aus und ließ sich von der Familie als Diener in ihrem Haus in der Provinz Henan einstellen. Viele Jahre soll er heimlich die Übungen der Familie beobachtet und nachts in seiner Kammer geübt haben. Als er eines Tages entdeckt wurde, beherrschte er die Übungen so perfekt, dass er von der Familie Chen als Schüler aufgenommen wurde. Jahre später reiste er durch China, trat gegen 18 berühmte Meister verschiedener Kampfschulen an und besiegte sie angeblich mit nur zwei Bewegungen. Seine Kunst war so groß, dass ihn die Menschen »Den Unbesiegbaren« nannten. Yang Luchan war es auch, der als Begründer des auch heute noch sehr populären Yang-Stils Tai Ji Quan unter die Menschen brachte. Er war einer der ersten Meister, der öffentlich in Beijing Tai Ji unterrichtete.

Yang Chengfu

Der Yang-Stil hingegen verzichtet auf die schnellen Sprünge des Chen-Stils, ihm gebührt der Verdienst, Tai Ji Quan auf seinen Urahnen, den taoistischen Mönch Zhang Sanfeng, zurückgeführt zu haben. Die Bewegungen des Yang-Stils sind sanft, rund und fließend, sie werden ohne Unterbrechung und wie in Zeitlupe ausgeführt. Weiterentwickelt wurde der Yang-Stil durch Yang Chengfu (1883–1936), den Enkel von Yang Luchan. Es entstand eine festgelegte Folge von Bewegungsbildern, von der wiederum zahlreiche Variationen existieren.

Die verschiedenen Schulen des Tai Ji Quan

Heute gibt es viele verschiedene Schulen des Tai Ji Quan. Die meisten lassen sich auf den Cheng- und den Yang-Stil zurückführen. Trotz aller Unterschiede basieren die verschiedenen Tai Ji-Stile auf dem Grundprinzip der weichen, harmonischen Bewegungen bei gleichzeitiger Stabilität und Balance. Die verschiedenen Schulen stehen in engem Kontakt miteinander, sie inspirieren und befruchten sich gegenseitig.

Zu den Besonderheiten der chinesischen Bewegungskunst Tai Ji Quan zählt die große Offenheit gegenüber neuen Stilen und Ausprägungen. Die verschiedenen Schulen und Stile ergänzen und befruchten sich gegenseitig.

Der Chen-Stil

Er ist der älteste Tai Ji-Stil. Zu seinen typischen Besonderheiten zählt der fließende Wechsel zwischen Bewegungen mit und ohne Krafteinsatz sowie der gleitende Übergang zwischen Sprüngen, Hüpfen und Stampfen und äußerst weichen, runden und fließenden Bewegungen.

Der Yang-Stil

Er ist nach wie vor der populärste Stil in ganz China. Die Bewegungen des Yang-Stils sind weitgespannt, kraftvoll, rhythmisch und immer im Fluss.

Der Wu-Stil

Der Wu-Stil, der auf dem Yang-Stil basiert, wurde in der Hauptstadt Beijing von Wu Quanyou und seinem Sohn Wu Jianquan entwickelt. Zu den Besonderheiten dieses sehr beliebten Stils zählen sanfte, kompakte und nicht zu schnelle Bewegungen sowie nicht zu weite Bögen.

Der Hao-Stil

Die hier genannten fünf Stile, die aus den verschiedenen Familien bzw. Tai Ji-Schulen heraus entstanden sind, bilden die Hauptströmung der Bewegungskunst Tai Ji Quan. Von jedem Stil gibt es weitere Unterarten.

Der Hao-Stil wurde ursprünglich von Wu Yuxiang entwickelt, der den Chen-Stil in Henan studierte. Wus Lehrling, Hao Weizhen, brachte den Stil nach Beijing. Zu seinen Kennzeichen zählen Einfachheit, Klarheit und Kompaktheit. Die Bewegungen des Hao-Stils sind weich, klar strukturiert und kurz. Es wird großen Wert auf rege Beinarbeit gelegt.

Der Sun-Stil

Der Sun-Stil wurde von Sun Lutang begründet, der die Elemente des Hao-Stils und der Boxkampfkünste Xingyi Quan und Bagua Quan sinnvoll miteinander verknüpfte und daraus einen ganz eigenen Stil entwickelte. Zu seinen Besonderheiten zählen der be-

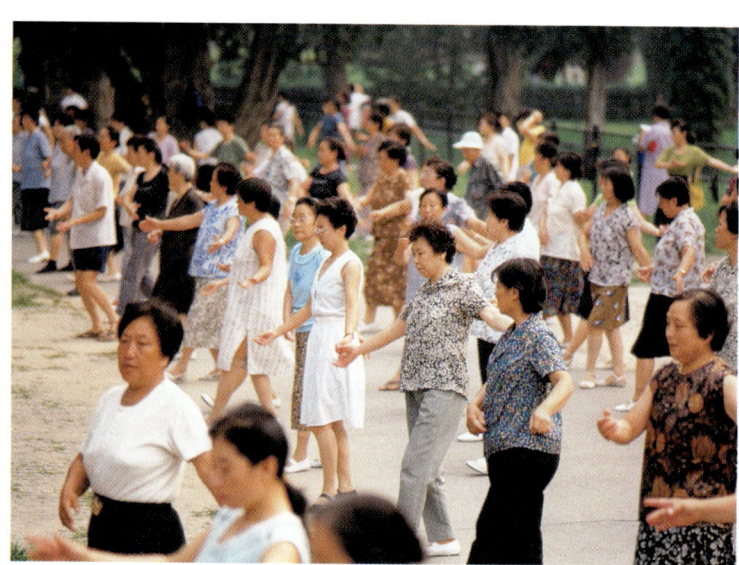

Tai Ji-Übungen sind fester Bestandteil im Berufs- und Privatalltag vieler Chinesen.

hende Einsatz der Hände, die abwechselnd geöffnet und geschlossen werden, sowie die schnelle Beinarbeit und der Wechsel von Vorwärts- und Rückwärtsbewegungen.

Tai Ji Quan als Volkssport

Mit der Gründung der Volksrepublik China im Jahre 1949 widmete man sich in China auch verstärkt der Ausbreitung und Förderung von Tai Ji. Heute wird Tai Ji auch im kleinsten, entlegensten Dorf gelehrt. Millionen von Menschen üben Tag für Tag die »Meditation in Bewegung«. Schon früh am Morgen sieht man die Menschen in Parks, auf großen Plätzen, auf Parkplätzen und in der Nähe von Tempelanlagen die langsamen, fließenden Bewegungen üben. Dabei herrscht eine große Vielfalt der Stile vor. Manche üben Schattenboxen, einige üben in Gruppen, wieder andere bevorzugen das Üben mit nur einem Partner, und viele trainieren ganz für sich allein.

Große Aufmerksamkeit schenkt man in China auch der Pflege der schriftlichen Quellen und der systematischen Erfassung aller Zeugnisse dieser jahrtausendealten Tradition.

Zu den täglichen Ritualen vieler Chinesen zählt das gemeinsame Üben der Tai Ji-Formen auf öffentlichen Plätzen, in Parks und Tempelanlagen.

Die Heilkraft von Tai Ji

In China wird Tai Ji Quan zur Behandlung vieler Krankheiten eingesetzt. Auch in Amerika und Europa setzen sich die Therapieformen und die Diagnostik der Traditionellen Chinesischen Medizin (TCM) immer mehr durch.

Welch große Heilerfolge man mit Tai Ji Quan erzielen kann, zeigt die Geschichte von Xia Xiaoyu, die in einem Kinderbuch-Verlag in Beijing arbeitet. Viele Jahre litt die 55-Jährige an Polyarthritis, Herzbeschwerden und Gebärmutterblutungen. Achtmal wurde sie im Krankenhaus wegen ihrer Beschwerden behandelt, aber ihr Zustand besserte sich nicht, sondern verschlimmerte sich so sehr, dass sie nicht einmal mehr arbeiten konnte. Ihr Arzt diagnostizierte eine Erkrankung der Herzarterien.

Die Geschichte von Xia Xiaoyu

1977 begann Xia Xiaoyu mit Tai Ji Quan. Am Anfang hatte sie noch Schwierigkeiten mit den Übungen, weil sie so schwach war, dass sie eine Körperhaltung nicht lange genug halten konnte, um weich und fließend in die nächste überzugehen. Doch sie gab nicht auf, und schon bald wurde ihre Disziplin belohnt.

Nach vier Jahren war sie nicht nur von ihren Beschwerden geheilt, sie hatte auch schon drei Jahre lang beim »Neuen Langen Marsch«, einem Marsch für ältere Menschen in Beijing, teilnehmen können und dabei jedes Jahr eine Medaille gewonnen. Auch sonst hatte sich ihr Leben sehr verändert – Xia Xiaoyu war auf einmal so heiter und optimistisch wie nie zuvor in ihrem Leben, auch die Arbeit im Verlag und ihren Haushalt bewältigte sie problemlos.

Die Wirkung von Tai Ji auf den Organismus

Klinische Untersuchungen über den Einfluss von Tai Ji Quan auf bestimmte Krankheitsbilder belegen, dass Menschen mit regelmäßiger Tai Ji-Praxis gesünder sind als Menschen, die kein Tai Ji praktizieren.

Dass Menschen wie Xia Xiaoyu kein Einzelfall sind, bestätigen zahlreiche klinische Untersuchungen über den Einfluss von Tai Ji Quan auf bestimmte Krankheitsbilder. So sind Menschen mit regelmäßiger Tai Ji-Praxis nach Untersuchungen des Forschungsinstituts für Sportmedizin in Beijing gesünder als Menschen, die kein Tai Ji Quan ausüben. Der Vergleich zeigt, dass sie über deutlich bessere Werte in Bezug auf Konstitution, Herz-Kreislauf-Funktion, Atemfunktion und Stoffwechselfunktion verfügen.

Das Nervensystem

Tai Ji Quan wirkt sich beruhigend auf das gesamte Nervensystem aus und steigert die körperliche und geistige Reaktionsfähigkeit. Da Tai Ji Quan die volle Aufmerksamkeit erfordert, werden die Aktivitäten des Großhirns hauptsächlich auf die motorischen Zentren der Großhirnrinde konzentriert. Die übrigen Bereiche der Großhirnrinde werden gehemmt und können sich erholen. Auf diese Weise werden Stressfaktoren, wie belastende Gedanken und negative Gefühle, ausgeschaltet und der Übende kann sich ganz auf die Übungen konzentrieren. Auch die Koordinationsfähigkeit wird durch die beim Tai Ji Quan erforderliche Koordinierung verschiedener Körperteile wie Arme, Rumpf und Beine verbessert. Wer regelmäßig Tai Ji Quan übt, wird sich nach einiger Zeit körperlich und geistig entspannt und locker fühlen. Die positive, heiter-gelassene Grundstimmung wiederum, die so viele Menschen auszeichnet, die Tai Ji Quan praktizieren, erhöht die Belastungsfähigkeit; selbst chronische Erkrankungen können schneller geheilt werden.

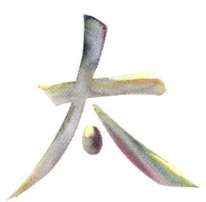

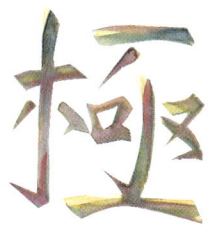

Der Bewegungsapparat

Auch Muskeln, Sehnen und Gelenke werden durch Tai Ji Quan trainiert. Durch die sanften, fließenden und kreisenden Bewegungen werden die Fuß-, Knie- und Hüftgelenke sanft massiert, so dass sie auch im Alter geschmeidig und elastisch bleiben. Die Gelenke in den Schultern, Ellenbogen, Händen und Fingern sind entspannt und locker, so dass alle Bewegungen harmonischer und mit weniger Kraftaufwand ausgeführt werden können.

Durch die besondere Haltung beim Tai Ji (die Knie gebeugt, das Becken leicht nach vorne gekippt) wird auch die Wirbelsäule entlastet. Aus diesem Grund leiden Menschen, die Tai Ji Quan praktizieren, seltener an Verformungen der Wirbelsäule, wie Lordose (Hohlkreuz), Skoliose (Krümmung zur Seite) oder Kyphose (Krümmung nach hinten).

Das chinesische Zeichen »Tai« bedeutet »der Anfang des Universums«, das Zeichen »Ji« »das Ende des Universums«.

Atmung und Kreislauf

Durch die aufrechte Körperhaltung beim Tai Ji Quan vertieft sich die Atmung mit der Zeit von ganz allein. Die Lungenkapazität wird besser genutzt – es gelangt mehr Sauerstoff ins Blut. Untersuchungen zufolge wirkt sich Tai Ji Quan auch positiv auf den Kreislauf und das Herz aus. So haben Menschen mit Tai Ji Quan-Erfahrung bessere Puls- und Blutdruckwerte als Menschen, die kein Tai Ji Quan ausüben. Die Folge ist, dass auch die Herzkranzgefäße besser durchblutet sind und das Herz kraftvoller kontrahieren kann.

Über das Üben

Auf die richtige Weise ausgeführt, zeigt Tai Ji Quan tiefgreifende Wirkung. Die langsamen, fließenden, runden Bewegungen steigern die Vitalität, Kraft und Lebensfreude, Körper und Geist werden entspannt und gelöst. Viele Menschen erleben Tai Ji Quan auch wie eine Meditation, sie fühlen sich beim Üben tief mit ihrem Inneren, mit ihrem Wesenskern verbunden, Geist und Körper verschmelzen, ihre Seele ist von einer tiefen Ruhe und Harmonie erfüllt.

Yin und Yang

Tai Ji beeinflusst Ihre Lebenshaltung und ist ein Weg zu Ihrem Zentrum und Ihrer inneren Kraft.

Die Bewegungen des Tai Ji Quan sind sanft und fließend. Ihre Wurzeln haben die ruhigen, harmonischen Bewegungen in der Philosophie des Yin und Yang. So wie das Leben von den polaren Kräften des Yin und Yang bestimmt wird, folgen auch die Bewegungen beim Tai Ji Quan dem Wechselspiel dieser beiden Kräfte. Nach Aktivität und Bewegung folgt Ruhe, aus der Ruhe entsteht Bewegung. Nach einer Phase des Sich-Öffnens und des Austauschs folgt die Sammlung, die Konzentration auf das Ich. In der steigenden Bewegung spürt man das Sinken, in der öffnenden Bewegung das Sammeln der Kraft.

Yin und Yang bedeuten ursprünglich Schatten und Sonne oder die dunkle und helle Seite. Nach der Philosophie von Yin und Yang wird jedes Ding von zwei polaren Kräften bestimmt. Harmonie entsteht nur, wenn beide Kräfte im Gleichgewicht sind.

Fließende Bewegungen

Alle Bewegungen beim Tai Ji Quan sind rund und fließend, jede Bewegung geht sanft in die andere über, es gibt keine Stockungen und abrupte Bewegungen. Aus diesem Grund sind auch alle Körperhaltungen so rund wie möglich. Die Schultern sind locker und entspannt, auch die Arme sind rund und werden so gehalten, dass ein Tennisball unter den Achselhöhlen Platz hätte. Arme und Hände führen kreis- und bogenförmige Bewegungen aus. Auch die Füße bewegen sich in Kurven und Bögen. Die Bewegungen werden gleichmäßig und immer im gleichen Tempo ausgeführt.

Entspannung und Harmonie

Der Körper ist beim Tai Ji Quan stabil und doch entspannt. Wird er gekrümmt oder verdreht, kann die Kraft nicht mehr frei fließen. Der Kopf lenkt die Bewegungen, die langsam, sanft und fließend sein müssen. Obwohl die Bewegungen sanft und entspannt sind, ist der Körper fest mit dem Boden verwurzelt und ruht in seiner Mitte. Nur so ist er fest und stabil und verliert nicht den Halt. Beim Tai Ji Quan sind alle Bewegungen gut koordiniert, so dass auch kräftige und schnelle Bewegungen wie das Stoßen der Faust im Gleichgewicht ausgeführt werden können. Die Bewegungen sind immer im Fluss.

Entspannte Aufmerksamkeit

Üben Sie konzentriert und doch entspannt. Alle Übungen werden immer erst im Geist ausgeführt. Körper, Geist und Seele verschmelzen miteinander und bilden eine Einheit. Versenken Sie sich ganz in die Übungen, und führen Sie sie dann erst aus. Die Chinesen sagen: »Der Geist lenkt den Körper.« und »Der Körper folgt dem Gedanken.« Sehr einprägsam ist das Bild »stehen wie ein Baum« – lassen Sie das Bild wirken, versenken Sie sich darin wie in einem Traumbild, aber lassen Sie diese Vorstellung immer wieder los. Die Bilder können ruhig vage bleiben.

Den Atem fließen lassen

Der Atem spielt in allen chinesischen Gesundheitsübungen eine wichtige Rolle. Er soll ruhig, tief und gleichmäßig sein. Das erreichen Sie nur, wenn Sie lernen, ohne Hast und Anspannung zu atmen. Sie müssen also lernen, wieder »mit dem Bauch« zu atmen. Die meisten Menschen atmen zu flach. Anspannungen und Fehlhaltungen führen dazu, dass sich der Atem nicht ausbreiten kann. Haben Sie manchmal das Gefühl, nicht ruhig und tief atmen zu können? Schließen Sie die Augen, und lauschen Sie in sich hinein! Fühlen Sie Ihren Atem? Spüren Sie, wie er vom Brustkorb in die Flanken und in den Bauch strömt? Fließt er leicht und kraftvoll? Hat er Raum, sich in Ihnen auszubreiten?

Die Chinesen bezeichnen die ideale innere Haltung beim Üben als »heitere, zufriedene und erwartungsvolle Gelassenheit«. Entspannen Sie sich, und seien Sie neugierig und offen für das, was kommt!

So üben Sie richtig

■ Sie können zu jeder Tageszeit üben, aber am besten ist der frühe Morgen und die Zeit vor dem Schlafengehen.

■ Achten Sie darauf, dass Sie keinen Zeitdruck, sondern genügend Zeit zum Üben haben.

■ Suchen Sie einen Ort in Ihrer Wohnung oder im Freien, wo Sie genügend Platz haben und ungestört sind.

■ Am Anfang sollten Sie jeden Tag ein- bis zweimal täglich zehn Minuten üben. Fortgeschrittene können sich aber auch zwanzig bis dreißig Minu-ten ein- bis zweimal am Tag für das Üben freihalten.

■ Üben Sie nur, wenn Sie sich gesund und wohl fühlen.

■ Üben Sie immer aus der Ruhe heraus und niemals, wenn Sie sich gerade aufgeregt haben.

■ Tragen Sie bequeme, nicht einengende Kleidung, die um Bauch und Hals locker ist.

■ Wichtig ist, dass Sie regelmäßig üben. Setzen Sie sich dabei nicht zu sehr unter Druck. Geben Sie sich Zeit, die Bewegungen in sich reifen und wachsen zu lassen.

Innere Ruhe und Gelassenheit gehören zu den Grundbedingungen beim Üben. Setzen Sie sich deshalb nie unter Druck. Geben Sie sich die nötige Zeit, die Übungen von Grund auf zu erlernen.

Beim Tai Ji wird Ihr Atem durch das Zusammenspiel von Harmonie, Ruhe und fließenden, gleichmäßigen Bewegungen von allein tiefer und gleichmäßiger. Lassen Sie Ihren Atem natürlich fließen, ohne sich allzu sehr auf das Atmen zu konzentrieren. Lauschen Sie immer mal wieder in sich hinein, um Ihren Atem zu fühlen. Vergessen Sie ihn dann wieder. Wichtig ist, dass sich Ihr Atem den Bewegungen des Körpers ganz natürlich anpasst.

Die Körperhaltung

Die erste goldene Regel lautet, den Körper immer entspannt und natürlich zu halten und alle Bewegungen harmonisch und gut koordiniert auszuführen. Nur so kann das Qi ungehindert durch den Körper fließen. Nehmen Sie dafür folgende Körperhaltung ein:

Der Kopf ist gerade und aufrecht. Stellen Sie sich vor, Sie drücken einen leichten Gegenstand mit dem Kopf nach oben. Auf keinen Fall dürfen Sie den Kopf zur Seite, nach vorn oder hinten neigen. Die Augen schauen geradeaus, und der Mund ist geschlossen. Die Zunge berührt den Gaumen. Der Hals ist aufrecht, aber nicht angespannt, damit er bei den Übungen flexibel, locker und biegsam bleibt.

Die Schultern sind entspannt und locker. Sie dürfen sie auf keinen Fall nach oben, unten oder hinten ziehen.

Die Ellenbogen sind leicht angewinkelt, dabei aber locker und entspannt. Auf keinen Fall dürfen Sie sie so weit anwinkeln, dass sie über den Handgelenken sind.

Handgelenke und Hände sind ebenfalls locker und entspannt, aber nie schlaff und ohne Kraft. Sie dürfen nicht zu weit angewinkelt werden, damit die Kraft in die Hände fließen kann.

Der Brustkorb ist entspannt und leicht gewölbt. Sie sollten ihn weder herausstrecken noch absichtlich einziehen.

Der Rücken ist immer aufrecht und entspannt.

Die Taille ist der Drehpunkt des Körpers. Um sie beweglich zu halten, muss sie gerade und entspannt sein. Auf keinen Fall dürfen Sie sie nach vorn oder hinten schieben.

Das Rückgrat ist aufrecht, damit der Rumpf gerade und aufrecht gehalten werden kann.

Das Gesäß ist leicht eingezogen. Lassen Sie es einfach locker und entspannt nach unten sinken.

Die Hüften sind gerade, damit die Kraft in die Beine fließen kann. Verdrehungen blockieren die Kraft.

Die Beine sind beim Tai Ji besonders wichtig. Die Füße stehen fest auf dem Boden. Die Knie sind etwas gebeugt und entspannt, damit Sie sie gut drehen können. Die Bewegungen der Beine sind entspannt und fließend, gleichzeitig sind die Beine fest und stabil auf dem Boden verankert. Die Gewichtsverlagerung von einem Bein auf das andere ist kraftvoll und ausgeprägt. Man sieht immer, welches Bein das Körpergewicht trägt. Dabei muss der Wechsel von einem Bein auf das andere immer fließend sein.

Bei allen chinesischen Übungssystemen legt man großen Wert auf eine aufrechte, wohlgespannte Haltung. Es heißt: »Wenn die Gestalt nicht stimmt, kann Qi nicht sanft fließen. Fließt Qi nicht sanft, ist der Geist unruhig. Ist der Geist unruhig, wird Qi geschwächt.«

Die 24 Bewegungsbilder der Peking-Form

Als Einstieg in die Bewegungskunst des Tai Ji Quan empfiehlt sich das »vereinfachte Tai Ji Quan«, die so genannte Peking-Form, die aus den verschiedenen Tai Ji-Formen, vor allem aber aus dem Yang-Stil, neu zusammengestellt wurde. Die Peking-Form ist eine einfache, leicht zu erlernende Form des Tai Ji Quan, die heute in China von Millionen von Menschen ausgeübt wird. Sie besteht aus einer Folge von 24 aneinandergereihten Formen, von denen jede ihre eigene Bezeichnung trägt. Bei der Peking-Form handelt es sich um eine Auswahl aus ursprünglich langen Sequenzen, die zum Teil über 80 Formen beinhalten, wobei ein Drittel davon aus Wiederholungen bestand. Ein Durchgang der Form dauert sieben Minuten, Anfänger benötigen die doppelte Zeit.

Die Ausgangsposition

Sie stehen aufrecht und gerade, die Füße stehen dicht beieinander. Der Hals ist gestreckt, das Kinn leicht eingezogen. Die Arme hängen locker seitlich am Körper herab. Sie blicken nach vorn. Ihr Atem fließt tief und gleichmäßig, Sie sind ruhig und konzentriert.

1. Der Anfang (Qi Shi)

1 Das Gewicht auf das rechte Bein verlagern und mit dem linken Fuß in den schulterbreiten Stand gehen. Die Knie sind locker, die Fußspitzen zeigen nach vorn. Die Arme langsam nach vorn heben. Die Handflächen zeigen zum Boden.

2 Die Arme langsam bis auf Schulterhöhe heben. Die Finger sind entspannt und leicht gespreizt. Der Handrücken ist leicht gewölbt (*Abbildung 1a*).

3 Handgelenk und Ellenbogen senken. Die Schultern sind entspannt und locker.

4 Die Knie beugen. Der Oberkörper bleibt aufrecht. Die Handflächen leicht nach unten drücken. Stellen Sie sich vor, Sie drücken Wasser sanft nach unten (*Abbildung 1b*).

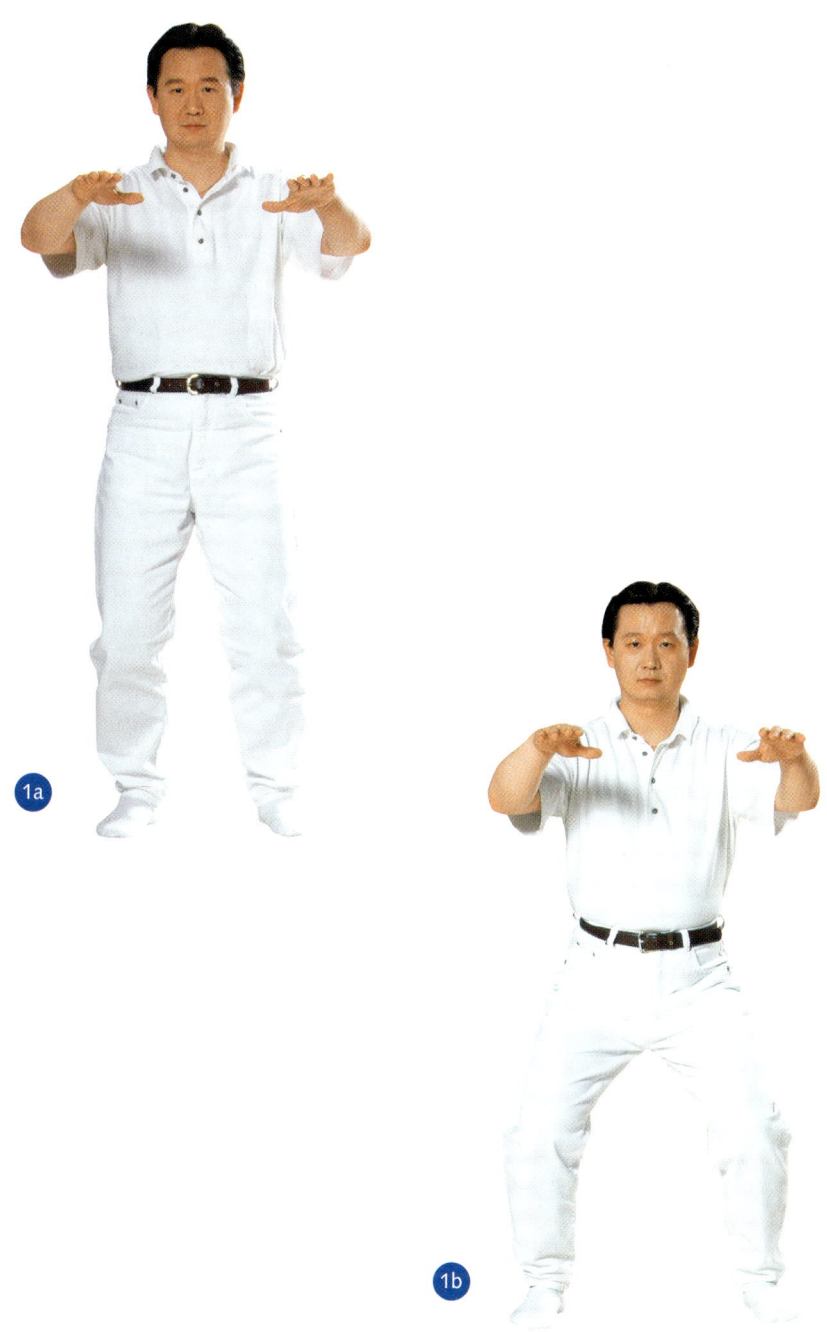

1a

1b

2. Die Mähne des Wildpferdes teilen, links und rechts (Zuo-You Ye-Me Fen-Zong)

1 Den Oberkörper etwas nach rechts drehen. Die rechte Hand in einem Bogen bis vor die rechte Hälfte des Brustkorbs heben. Die Handfläche zeigt noch immer zum Boden. Die linke Hand zum Brustkorb in einem Bogen nach rechts und nach unten zur Taille führen. Die Handfläche zeigt dabei nach oben, die beiden Ellenbogen sind gebeugt. Diese Haltung heißt auch Ballhaltung, weil es so aussieht, als ob man einen Ball mit beiden Händen hält. Die Augen schauen auf die rechte Hand.

2 Das Gewicht langsam auf den rechten Fuß verlagern. Den linken Fuß heben und mit der Spitze neben den rechten stellen. Die Ferse bleibt dabei angehoben (*Abbildung 2a*).

3 Den Oberkörper etwas nach links drehen. Mit dem linken Fuß einen Schritt nach vorn zur linken Seite machen, dabei zuerst mit der Ferse auftreten und dann den Fuß abrollen. Die Hände auseinander bewegen, dabei die linke Hand nach links oben heben, die rechte nach rechts unten senken (*Abbildung 2b*).

4 Das linke Knie beugen. Das rechte Bein bleibt gestreckt. Diese Position heißt auch linke Schützenstellung. Den Körper weiter nach links drehen, dabei die Hände auseinander bewegen. Die linke Hand nach links oben bis in Augenhöhe heben. Die Handfläche

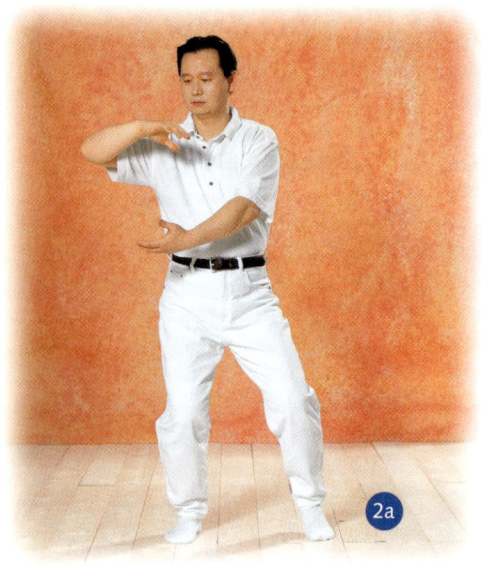

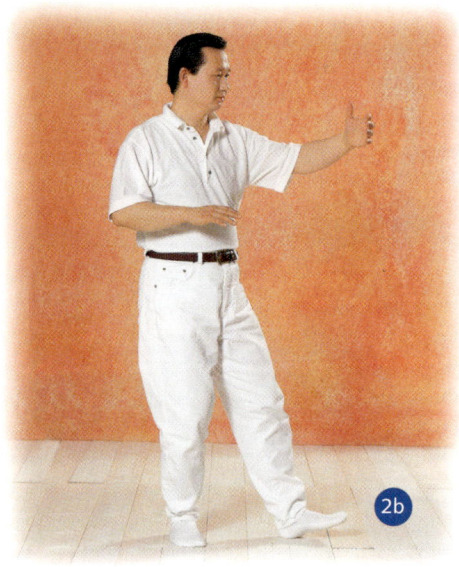

zeigt dabei zur Stirn. Die rechte Hand in einem Bogen nach unten bis vor die rechte Hüfte senken. Die Augen schauen auf die linke Hand.

5   Das Gewicht langsam nach hinten verlagern. Die linke Fußspitze einige Zentimeter anheben und 45° nach links drehen.

6   Den Oberkörper etwas nach links drehen, das Gewicht wieder nach vorn verlagern (linke Schützenstellung). Die Hände sind vor der linken Hälfte des Brustkorbs – die linke oben, die rechte unten, so als ob man einen Ball halten würde (*Abbildung 2c*).

7   Den rechten Fuß neben den linken stellen. Den Fuß dabei nur mit den Fußspitzen aufsetzen, die Ferse bleibt angehoben. Sie schauen noch immer auf die linke Hand.

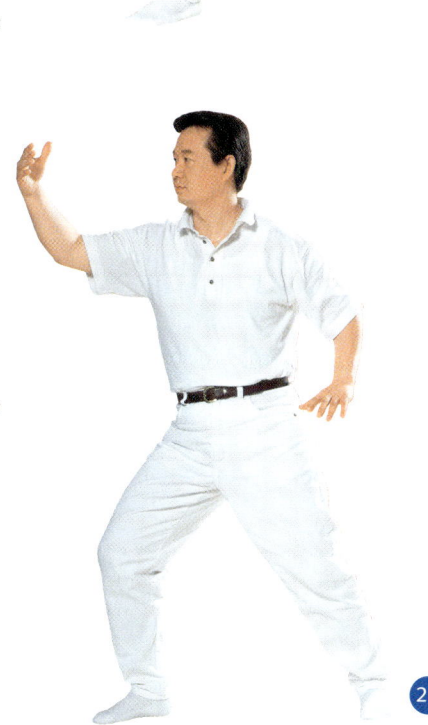

8   Mit dem rechten Fuß einen Schritt nach vorn machen. Dabei nur mit der Ferse auftreten, die Zehenspitzen bleiben angehoben. Die Hände auseinander bewegen, dabei zuerst die rechte Hand in einem Bogen nach rechts oben heben und dann die linke nach links unten senken. Die Augen schauen auf die rechte Hand.

9   Das Gewicht langsam nach vorn verlagern und das rechte Knie beugen. Das linke Bein bleibt gestreckt. Sie sind nun in der rechten Schützenstellung. Den Oberkörper leicht nach rechts drehen, dabei die Hände auseinander bewegen, die rechte Hand nach oben heben, die linke Hand nach unten senken. Die Ellenbogen sind leicht angewinkelt. Die Augen schauen auf die rechte Hand (*Abbildung 2d*).

10   Schritt 5, 6 und 7 seitenverkehrt.

11   Schritt 8 und 9 seitenverkehrt.

3. Der weiße Kranich breitet seine Flügel aus (Bai-He Liang-Chi)

1 Den Oberkörper nach links drehen, die linke Hand drehen, damit die Handfläche zum Boden zeigt. Den rechten Arm beugen, die rechte Handfläche zeigt nach oben, die linke darüber nach unten. Die Arme so halten, als ob Sie einen Ball halten würden (Ballhaltung). Die Augen schauen auf die linke Hand (*Abbildung 3a*).

2 Mit dem rechten Fuß einen halben Schritt nach vorn zum linken Fuß machen, dabei mit dem ganzen Fuß auftreten.

3 Das Gewicht nach hinten verlagern und den Oberkörper nach rechts drehen. Die Hände langsam auseinander bewegen, zuerst die rechte Hand nach oben heben, dann die linke Hand nach links unten senken. Die Augen schauen auf die rechte Hand.

4 Den linken Fuß etwas nach vorn bewegen, dabei nur mit den Fußspitzen den Boden berühren, die Ferse bleibt angehoben. Die rechte Hand nach oben zur Stirn heben, die Handfläche zeigt dabei nach links hinten. Die linke Hand vor die linke Hüfte führen. Die Fingerspitzen zeigen nach vorn, die Handfläche schaut zum Boden. Sie blicken geradeaus (*Abbildung 3b*).

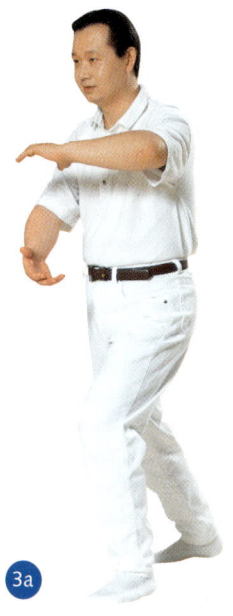

3a

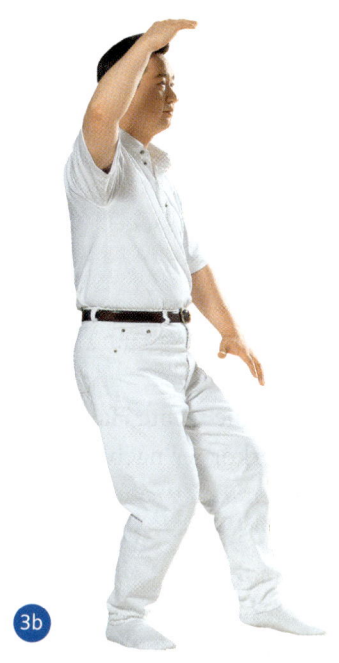

3b

1 Den Oberkörper leicht nach links drehen. Gleichzeitig die ausgestreckte rechte Hand senken. Die Handfläche zeigt dabei nach oben. Die linke Hand leicht anheben.

2 Den Oberkörper nach rechts drehen. Die rechte Hand in einem Bogen von der rechten Seite des Körpers bis vor die rechte Hüfte führen. Die linke Hand bis vor das Gesicht anheben. Die Augen schauen auf die linke Hand.

3 Den Oberkörper weiter nach rechts drehen, den linken Fuß mit den Zehenspitzen neben den rechten stellen, dabei mit den Zehenspitzen über den Boden streifen. Gleichzeitig die rechte Hand nach rechts hinten führen. Die Handfläche zeigt nach oben. Die linke Hand bis vor die rechte Hälfte des Brustkorbs senken, die linke Handfläche zeigt dabei zum Boden.

4. Das Knie im gebogenen Schritt halten (Zuo-You Lou-Xi Niu-Bu)

4 Mit dem linken Fuß einen Schritt nach vorn gehen. Dabei nur mit der Ferse auftreten. Gleichzeitig den rechten Ellenbogen anwinkeln, bis die rechte Hand über der rechten Schulter ist. Die linke Hand bis vor die linke Hüfte senken (*Abbildung 4a*).

5 Das linke Knie beugen, den linken Fuß dabei abrollen, das rechte Bein bleibt gestreckt (linke Schützenstellung). Den Oberkörper nach links drehen, die rechte Hand vom rechten Ohr aus nach vorn bis in Nasenhöhe schieben. Die linke Hand in einem Bogen am linken Knie vorbei und zur rechten Hüfte führen. Die Augen schauen auf die rechte Hand.

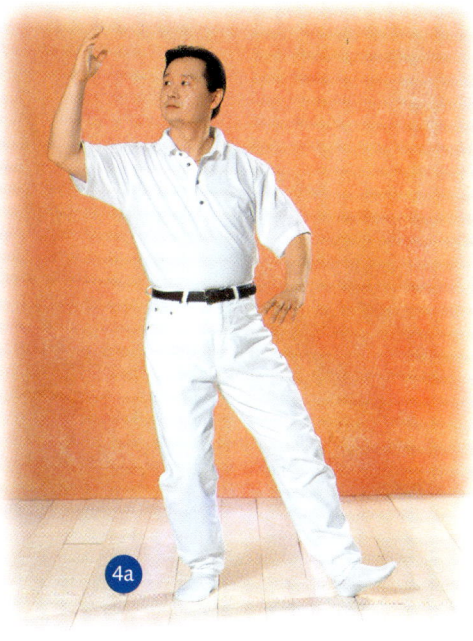

4a

6 Den Oberkörper nach hinten und nach links drehen, die Zehen des linken Fußes dabei anheben und nach außen drehen.

7 Die Zehenspitzen senken und das Gewicht nach vorn verlagern. Den Oberkörper weiter nach links drehen, dabei die linke Hand, mit den Handflächen nach oben, nach links hinten führen. Die rechte Hand vor die linke Seite des Brustkorbs senken.

8 Den rechten Fuß mit der Spitze neben den linken stellen. Die Ferse bleibt dabei angehoben.

9 Mit dem rechten Fuß einen Schritt nach vorn machen. Dabei nur mit der Ferse auftreten, die Zehenspitzen bleiben angehoben. Den linken Ellenbogen beugen, bis die linke Hand über der linken Schulter ist. Die rechte Hand in einem Bogen vor die rechte Hüfte senken (*Abbildung 4b*).

10 Das Gewicht nach vorn auf den rechten Fuß verlagern, das rechte Knie beugen, den rechten Fuß dabei abrollen, das linke Bein bleibt gestreckt. Gleichzeitig den Oberkörper nach rechts drehen, die linke Hand am linken Ohr in einem Bogen vorbei bis in Nasenhöhe schieben. Die Handfläche zeigt dabei nach vorn, die Fingerspitzen sind nach oben gerichtet. Die rechte Hand in einem Bogen am rechten Knie vorbei vor die rechte Hüfte führen. Die Augen schauen auf die linke Hand (*Abbildung 4c*).

11 Schritt 6 bis 10 seitenverkehrt.

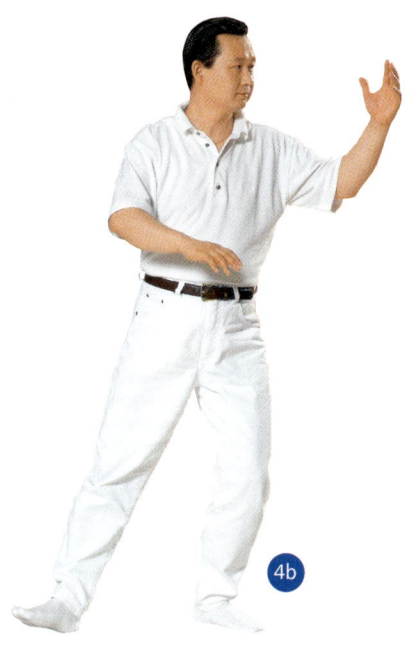

4b

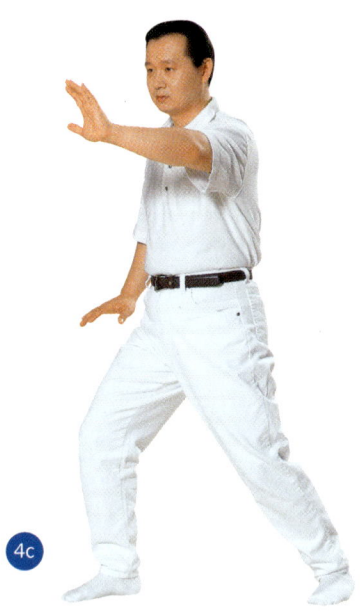

4c

1 Mit dem rechten Fuß langsam einen halben Schritt nach vorn zum linken Fuß machen und vor den linken Fuß stellen. Den Boden dabei nur mit den Zehenspitzen berühren. Die Ferse bleibt angehoben.

2 Den Fuß ganz aufsetzen und das Gewicht nach hinten verlagern, dabei die linke Ferse leicht anheben. Den Oberkörper nach rechts drehen, die linke Hand nach vorn heben, die Fingerspitzen zeigen dabei nach oben. Die rechte Hand zur Innenseite des linken Ellenbogens zurückziehen. Die Handfläche zeigt zum Ellenbogen. Die Augen schauen auf die linke Hand.

3 Den linken Fuß leicht anheben und mit der Ferse auf dem Boden absetzen, die Zehenspitzen bleiben angehoben. Die Ellenbogen leicht beugen. Die Hände sind in Nasenhöhe. Die linke Handfläche zeigt nach rechts, die rechte nach links. Die Augen schauen auf die linke Hand (*Abbildung 5*).

**5. Schwingende Pipa
(Shou-Hui Pi-Pa)**

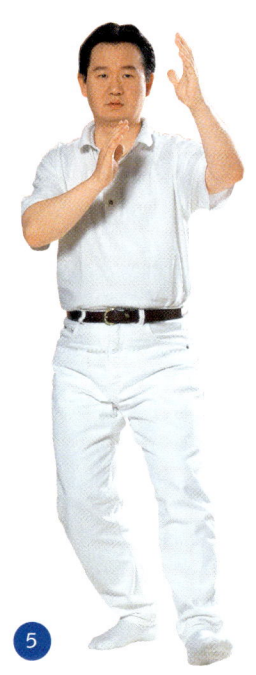

5

37

**6. Rollender Oberarm
(Zuo-You Dao-Juan-
Hong)**

1 Die Handflächen nach oben drehen. Die rechte Hand langsam bis vor die rechte Hüfte senken.

2 Den Oberkörper in einem Bogen langsam nach rechts drehen, die linke Hand bis in Brusthöhe heben. Den Ellenbogen dabei leicht anwinkeln. Die Augen schauen auf die linke Hand.

3 Den linken Fuß anheben. Den rechten Arm zum rechten Ohr hin anwinkeln. Die Handfläche zeigt dabei schräg nach oben. Den linken Arm langsam senken. Die Augen schauen auf die linke Hand (*Abbildung 6*).

4 Den linken Fuß hinter den rechten setzen, dabei zuerst die Fußspitzen, dann den ganzen Fuß aufsetzen und abrollen. Das Gewicht nach hinten verlagern, dabei die Ferse des rechten Fußes anheben. Die rechte Hand in Ohrhöhe kräftig nach vorn schieben, die Handfläche zeigt dabei nach vorn. Der Arm ist ausgestreckt. Den linken Arm langsam bis vor den Bauch senken. Die Augen schauen auf die rechte Hand.

5 Schritt 2 bis 4 seitenverkehrt.

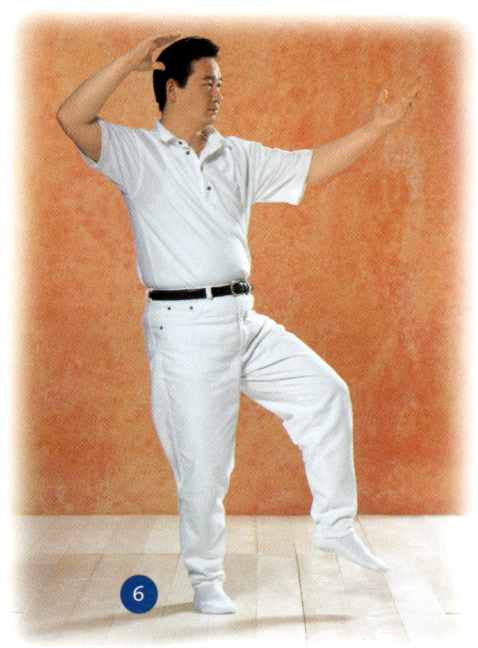

6

1 Die rechte Hand in einem Bogen heben. Den Oberkörper leicht nach rechts drehen, den rechten Arm bis vor die rechte Seite des Brustkorbs beugen (*Abbildung 7a*).

2 Den linken Arm in einer fließenden Bewegung senken. Die Augen schauen auf die rechte Hand.

3 Die Hände nach vorn bewegen und sie so halten, als ob man einen Ball halten würde, dabei liegt die rechte Hand über der linken (Ballhaltung). Die linke Handfläche zeigt dabei nach oben, die rechte darüber nach unten. Den linken Fuß mit den Fußspitzen neben den rechten stellen. Die Ferse bleibt dabei angehoben.

4 Mit dem linken Fuß einen Schritt nach vorn machen, dabei nur die Ferse aufsetzen, die Zehenspitzen bleiben angehoben. Die Hände auseinander bewegen, dabei die linke Hand heben und die rechte senken. Die Augen schauen auf die linke Hand.

5 Das Gewicht langsam nach vorn auf den linken Fuß verlagern und in die linke Schützenstellung gehen, dabei das linke Knie leicht beugen, das rechte Bein bleibt gestreckt. Den Oberkörper langsam etwas nach links drehen. Dabei den linken Vorderarm in einer sanften fließenden Bewegung nach vorn drücken, als ob man etwas von sich wegschieben wollte, die Hand ist in Schulterhöhe, der Arm ist ausgestreckt. Die Handfläche zeigt nach vorn. Die rechte Hand langsam in einem Bogen bis vor die rechte Hüfte senken. Die Handfläche zeigt dabei zum Boden. Die Augen schauen auf den linken Vorderarm.

7. Ziehen am Pfauenschwanz (links)
(Zuo Lan-Qiao Wei)

7a

39

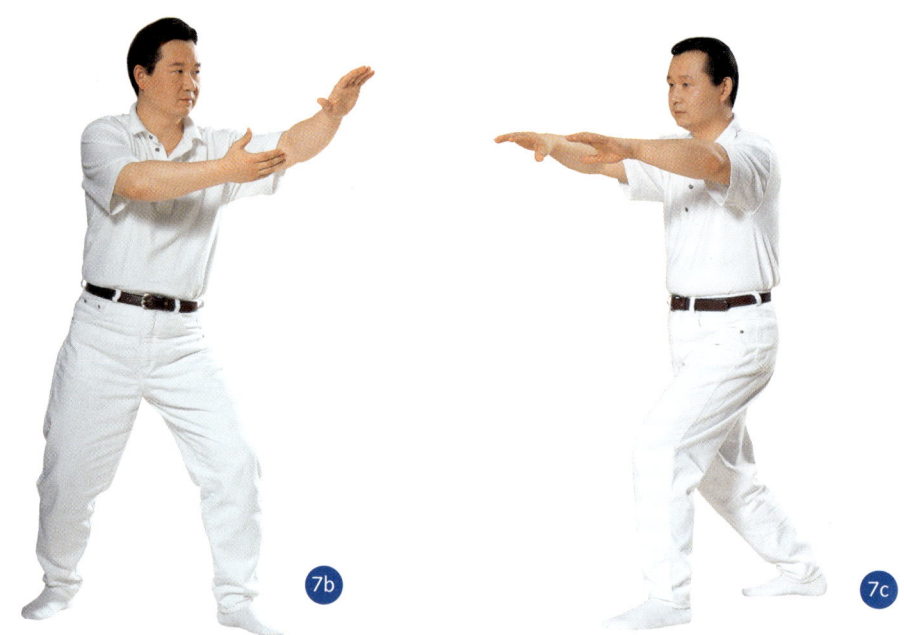

6   Die rechte Hand nach vorn und oben zur inneren Seite des linken Ellenbogens führen, die rechte Handfläche zeigt dabei nach oben, die linke nach unten (*Abbildung 7b*).

7   Den Oberkörper nach rechts drehen, das Gewicht dabei nach hinten verlagern. Die Hände in Bauchhöhe nach hinten ziehen. Die Augen schauen auf beide Hände.

8   Mit dem linken Fuß einen Schritt nach links machen, das linke Knie beugen, das rechte Bein bleibt gerade. Beide Hände mit angewinkelten Armen vom Brustkorb nach vorn drücken. Die Augen schauen auf das linke Handgelenk (*Abbildung 7c*).

9   Die Hände etwa eine Schulterbreite auseinander bewegen, die Handflächen zeigen dabei zum Boden.

10   Den Oberkörper langsam nach hinten neigen, die Hände zum Bauch ziehen. Nach vorn schauen.

11   Den Körper nach vorn bewegen, das Gewicht dabei auf den linken Fuß verlagern. Das linke Knie beugen, das rechte Bein bleibt gestreckt. Beide Hände nach vorn in Schulterhöhe drücken. Die Handflächen zeigen nach vorn. Nach vorn schauen.

1 Den Oberkörper langsam nach hinten neigen und nach rechts drehen, das Gewicht auf den rechten Fuß verlagern, dabei die Zehenspitzen des linken Fußes anheben.

2 Den Oberkörper weiter nach rechts drehen, dabei die Zehenspitzen des linken Fußes soweit wie möglich nach innen drehen. Der linke Fuß soll nach der Drehung nach Süden zeigen. Mit der rechten Hand einen Kreis beschreiben, zuerst nach rechts, dann nach unten am Bauch vorbei und wieder etwas nach oben. Die Augen schauen auf die rechte Hand (*Abbildung 8a*).

3 Das Gewicht nach links auf den linken Fuß verlagern. Den rechten Fuß neben den linken stellen. Dabei den Fuß nur mit den Zehenspitzen aufsetzen, die Ferse bleibt angehoben. Die rechte Hand senken, die Handfläche zeigt nach oben. Den linken Arm zum Brustkorb abwinkeln, dabei die Handfläche drehen, so dass sie nach unten zeigt. Die Hände dabei so halten, als würde man einen Ball halten, die linke Hand liegt dabei über der rechten. Die Augen schauen auf die linke Hand.

4 Wie Schritt 5 der 7. Übung, nur seitenverkehrt, rechts und links miteinander vertauschen (*Abbildung 8b*).

8. Ziehen am Pfauenschwanz (rechts) (You Lan-Qiao Wei)

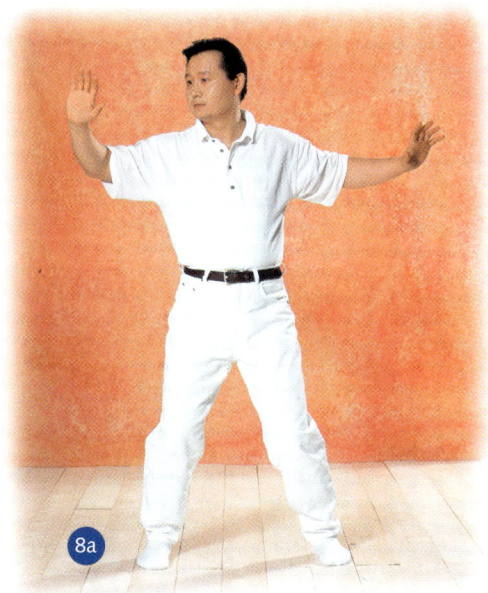

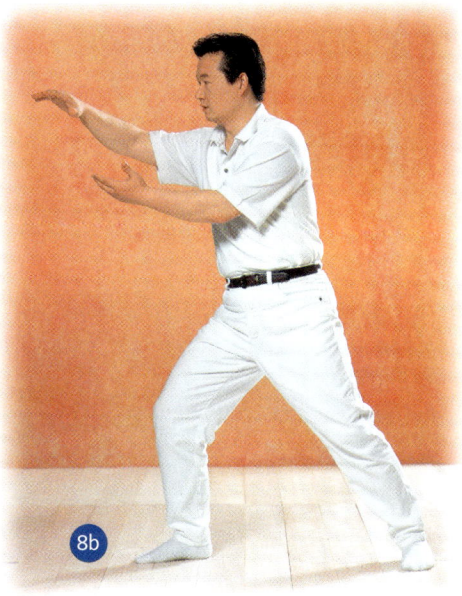

**9. Einfache Peitsche
(Dan Bian)**

1 Den Oberkörper nach hinten lehnen und dabei nach links drehen. Die Zehen des rechten Fußes anheben, die rechte Hand leicht senken und in einem Bogen etwas nach links bewegen. Die Augen schauen auf die linke Hand (*Abbildung 9a*).

2 Den Körper langsam weiter nach links drehen, dabei die Zehen des rechten Fußes nach innen drehen. Gleichzeitig beide Hände nach links bewegen, die linke Hand ist dabei höher als die rechte. Die linke Hand nach links oben führen, die Handfläche zeigt dabei nach oben. Die rechte Hand am Bauch vorbei langsam zur linken Seite des Brustkorbes heben. Die Augen schauen auf die linke Hand.

3 Das Gewicht auf den rechten Fuß verlagern. Den linken Fuß neben den rechten stellen. Dabei den Fuß nur mit den Fußspitzen aufsetzen. Die Ferse bleibt angehoben. Die rechte Hand in einem Bogen nach oben und nach rechts bis in Schulterhöhe heben. Das Handgelenk der rechten Hand leicht ab-

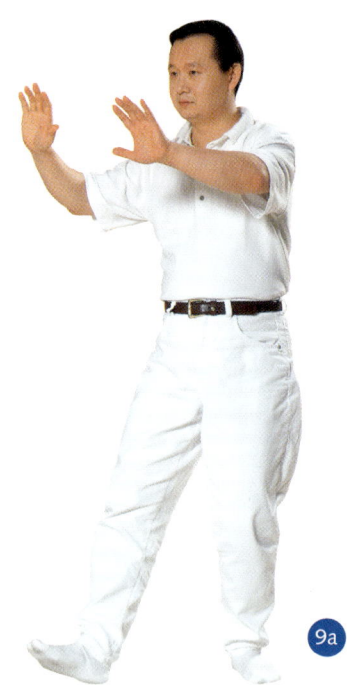

9a

knicken, die Fingerkuppen um den Daumen schließen und eine »Hakenhand« formen. Die linke Hand in einem Bogen nach unten und dann nach oben zur rechten Schulter bewegen. Die Handfläche zeigt dabei zum Körper. Die Augen schauen auf die linke Hand (*Abbildung 9b*).

4 Den Oberkörper leicht nach links drehen. Mit dem linken Fuß einen Schritt nach vorne links machen. Die Zehenspitzen dabei 15 bis 30° nach außen drehen und den Fuß nur mit den Fersen aufsetzen, die Zehenspitzen bleiben angehoben. Den linken Arm langsam nach links ausstrecken. Die Augen schauen auf die linke Hand.

5 Den Oberkörper nach vorn drücken und dabei langsam nach links drehen. Den linken Fuß ganz auf den Boden aufsetzen. Das linke Knie beugen, das rechte bleibt gestreckt (linke Schützenstellung). Die linke Hand umdrehen und nach vorn schieben. Die Augen schauen auf die linke Hand (*Abbildung 9c*).

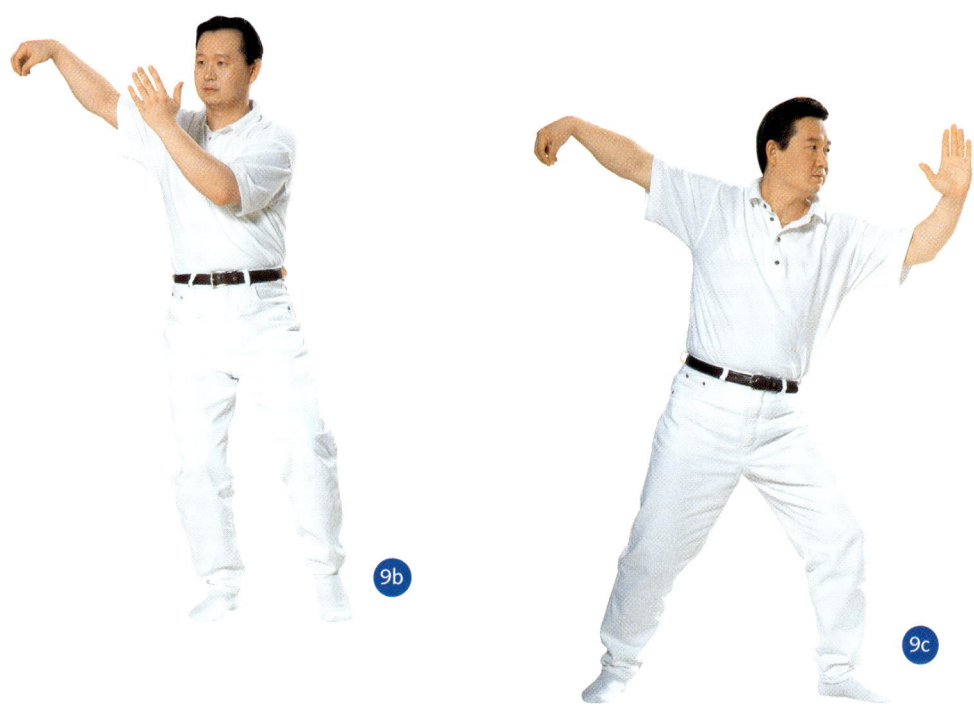

9b

9c

10. Wolkenhände (Yun-Shou)

1 Das Gewicht auf den rechten Fuß verlagern, den Oberkörper nach hinten lehnen, die Zehenspitzen des linken Fußes dabei leicht anheben, die linke Hand leicht senken (*Abbildung 10a*).

2 Den Oberkörper nach rechts drehen, die Zehenspitzen des linken Fußes dabei nach innen drehen. Die linke Hand in einem Bogen langsam nach unten senken und dann zur rechten Schulter führen, die Handfläche zeigt dabei zur Schulter. Die Augen schauen auf die rechte Hand.

3 Den Oberkörper nach links drehen. Die rechte Hand öffnen und in einem Bogen langsam nach unten bis zum Bauch senken. Die linke Hand weiter nach oben führen und dann seitwärts nach unten bis zur Schulter senken. Die Augen schauen zur linken Hand (*Abbildung 10b*).

4 Die linke Hand langsam umdrehen und in einem Bogen zur linken Seite führen, die Handfläche zeigt dabei nach links. Die rechte Hand in einem Bogen vom Bauch nach oben zur linken Schulter führen. Die Handfläche zeigt dabei zum Körper. Den rechten Fuß näher zum linken schieben. Die Augen folgen der linken Hand.

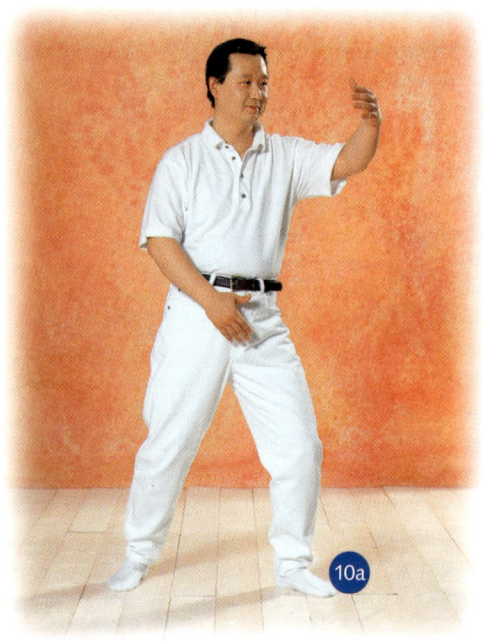

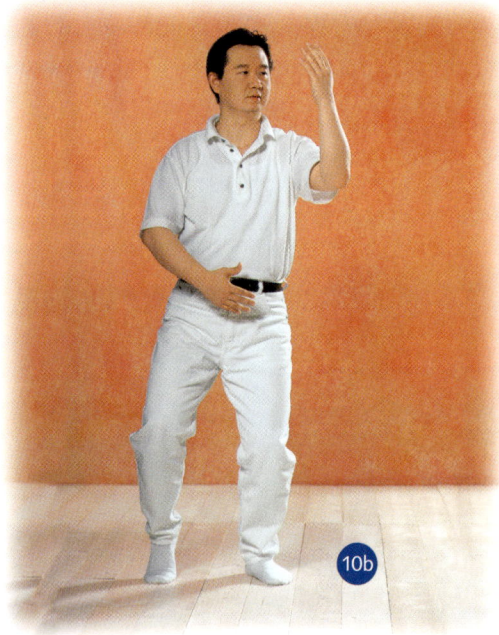

5   Den Oberkörper nach rechts drehen. Den rechten Arm rechts zur Seite ausstrecken. Die Augen folgen der rechten Hand.

6   Den Oberkörper weiter nach rechts drehen. Mit dem linken Fuß einen Schritt nach links zur Seite machen, dabei zuerst mit den Zehenspitzen auftreten. Die rechte Hand weiter nach rechts außen führen. Die linke Hand in einem Bogen vom Bauch zur linken Schulter führen, die Handflächen zeigen nach oben. Die Augen schauen auf die rechte Hand.

7   wie Schritte 3 bis 6.

8   wie Schritte 4 und 5.

1   Die rechte Hand nach rechts drehen und mit den Fingerkuppen den Daumen umschließen (Hakenhand). Die rechte Hand in einem Bogen zur rechten Schulter heben. Dabei die Ferse des rechten Fußes anheben. Den linken Arm nach links ausstrecken. Die Augen schauen auf die linke Hand (*Abbildung 11a*).

2   Wie Schritt 4 und 5 der 9. Übung (*Abbildung 11b*).

11. Einfache Peitsche (Dan-Bian)

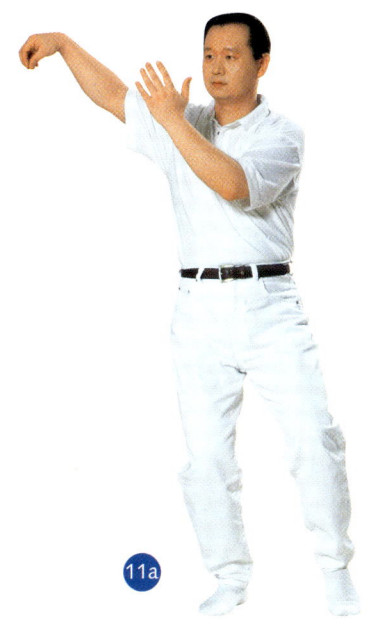
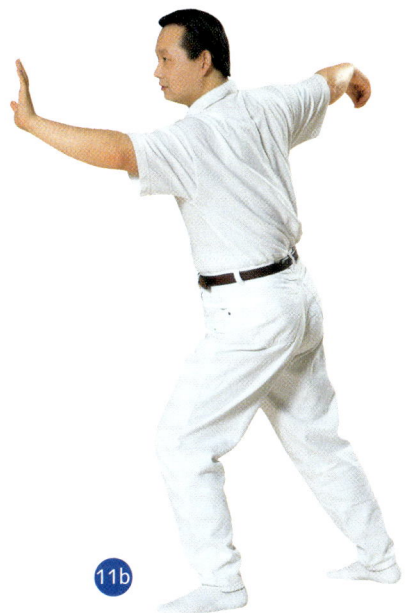

**12. Das Pferd zügeln
(Gao Tao Ma)**

1 Mit dem rechten Fuß einen halben Schritt nach vorn zum linken Fuß machen. Dabei den Fuß nur mit den Zehenspitzen aufsetzen. Die Ferse bleibt angehoben.

2 Den Oberkörper nach hinten lehnen. Die Ferse des linken Fußes dabei anheben. Die Hände umdrehen, so dass die Handflächen nach oben zeigen (*Abbildung 12*).

3 Den linken Fuß heben und nur mit den Zehenspitzen aufsetzen. Die Ferse bleibt angehoben. Den Oberkörper nach links drehen. Die rechte Hand nach vorn am rechten Ohr vorbei schieben. Die Handflächen zeigen nach vorn. Die linke Hand bis vor die linke Hüfte senken. Die Handfläche zeigt dabei nach oben. Die Augen schauen auf die rechte Hand.

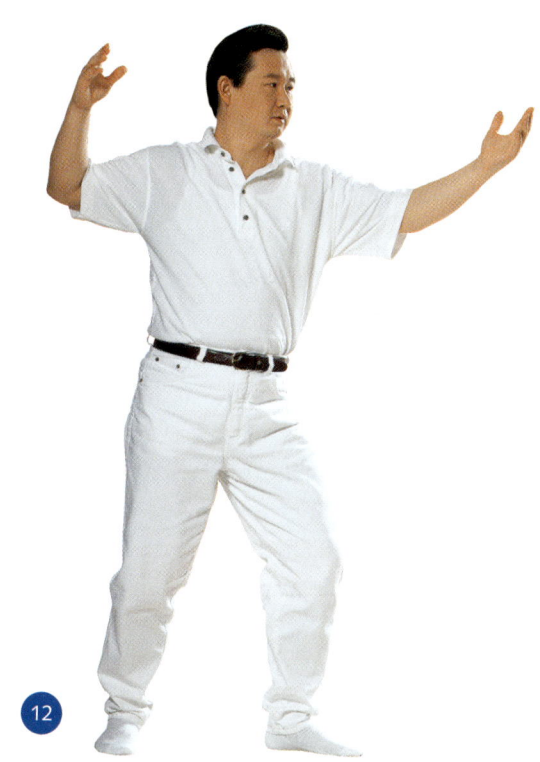

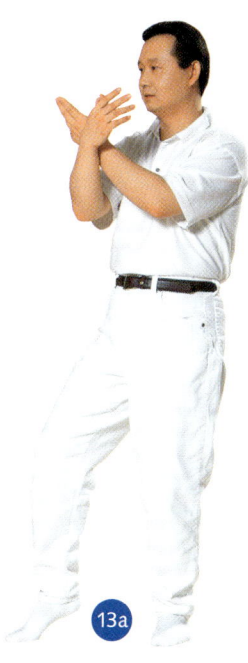

13a

13. Den rechten Fuß heben (You-Deng-Jiao)

1   Die linke Hand zur rechten führen, die Hände dabei etwa 30 Zentimeter vor der Brust in Schulterhöhe kreuzen (die linke Hand liegt über der rechten). Die Handflächen zeigen nach außen.

2   Mit dem linken Fuß einen Schritt nach vorne links machen, den Fuß dabei nur mit der Ferse aufsetzen, die Zehenspitzen bleiben angehoben. Die Hände langsam zu beiden Seiten auseinander bewegen. Die Handgelenke bleiben dabei in Schulterhöhe. Die Augen schauen auf die rechte Hand.

3   Den Körper nach vorn lehnen. Dabei den linken Fuß abrollen und das Gewicht auf den linken Fuß verlagern. Das rechte Bein bleibt gestreckt (linke Schützenstellung). Die Hände zu beiden Seiten auseinander bewegen.

4   Den rechten Fuß neben den linken stellen, den Fuß dabei nur mit den Zehenspitzen aufsetzen. Die Hände vor dem Brustkorb kreuzen, die Hände dabei so halten, dass die rechte Hand hinter der linken liegt. Die Handflächen zeigen zum Brustkorb, die Fingerspitzen sind nach oben gerichtet. Die Augen schauen nach rechts vorn (*Abbildung 13a*).

5   Das linke Knie beugen. Die Hände zu beiden Seiten auseinander bewegen. Die Augen schauen dabei auf die rechte Hand.

6   Die Arme langsam bis zur Schulter heben, die Ellenbogen dabei anwinkeln, die Handflächen zeigen nach vorn. Das rechte Bein bis in die Schulterhöhe anheben (*Abbildung 13b*).

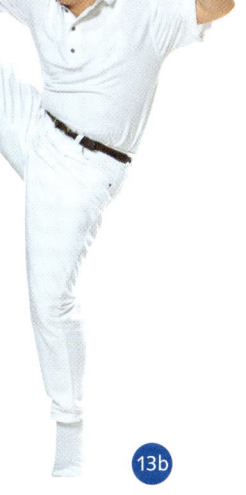

13b

14. Doppelter Gipfel (Shuang-Feng Guan-Er)

1 Das rechte Knie im rechten Winkel anwinkeln. Die linke Hand in einem Bogen von der Seite nach vorn führen. Dabei beide Hände drehen, so dass die Handflächen nach oben zeigen. Die Augen schauen auf beide Hände (*Abbildung 14a*).

2 Den rechten Fuß mit der Ferse vorne rechts auf dem Boden aufsetzen. Die Hände von den Knien bis zu den Hüften heben.

3 Den rechten Fuß ganz aufsetzen. Dabei das Gewicht nach vorn verlagern, das linke Bein bleibt gestreckt. Die Hände zu Fäusten ballen und bis in Ohrenhöhe heben. Zwischen den Fäusten ist ein Abstand von 10 bis 20 Zentimetern. Die Fäuste zeigen dabei schräg nach oben. Die Augen schauen nach vorn (*Abbildung 14b*).

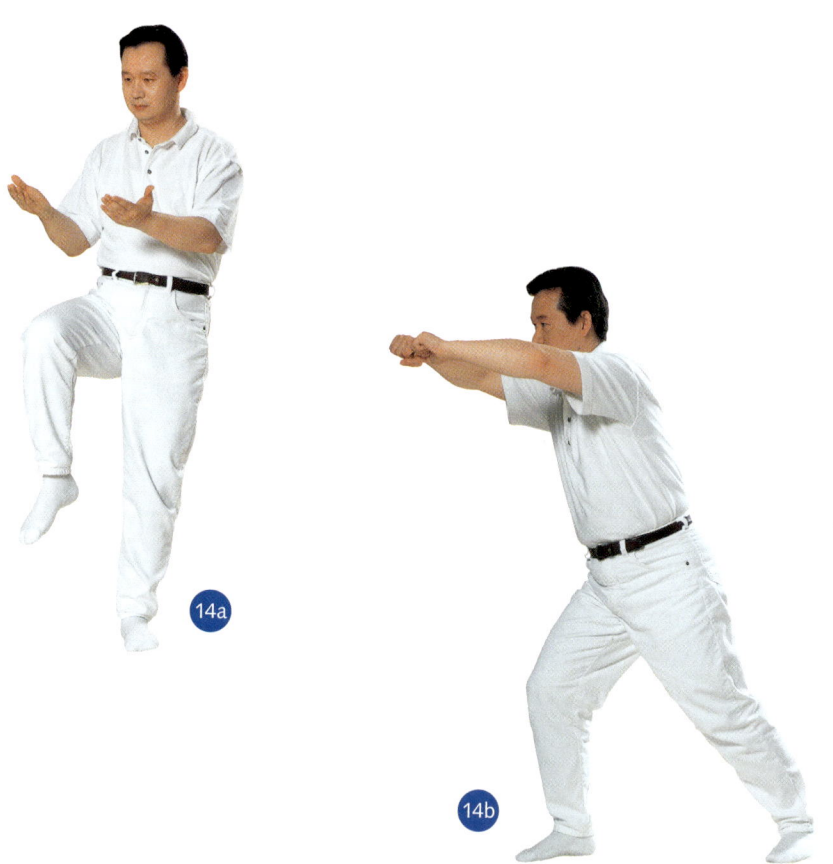

14a

14b

1   Den Körper nach hinten lehnen, den Oberkörper nach links drehen. Die Zehenspitzen des rechten Fußes anheben und den ganzen Fuß nach innen drehen. Die Fäuste öffnen und die Hände auseinander bewegen, dabei einen Bogen nach unten zur Seite beschreiben. Die Handflächen zeigen nach vorn, die Fingerspitzen nach oben. Die Augen schauen auf die linke Hand.

2   Den Körper nach rechts drehen, den linken Fuß neben den rechten stellen, den Fuß dabei nur mit den Zehenspitzen aufsetzen. Mit den Händen einen Kreis nach oben zum Brustkorb und dann nach unten beschreiben. Die Handflächen zeigen dabei zum Körper. Die Augen schauen nach links.

3   Wie Schritt 5 und 6 der 13. Übung, nur seitenverkehrt, rechts und links miteinander vertauschen *(Abbildung 15)*.

15. Den Körper drehen und den linken Fuß heben (Zhuan-Shen Zuo-Deng-Jiao)

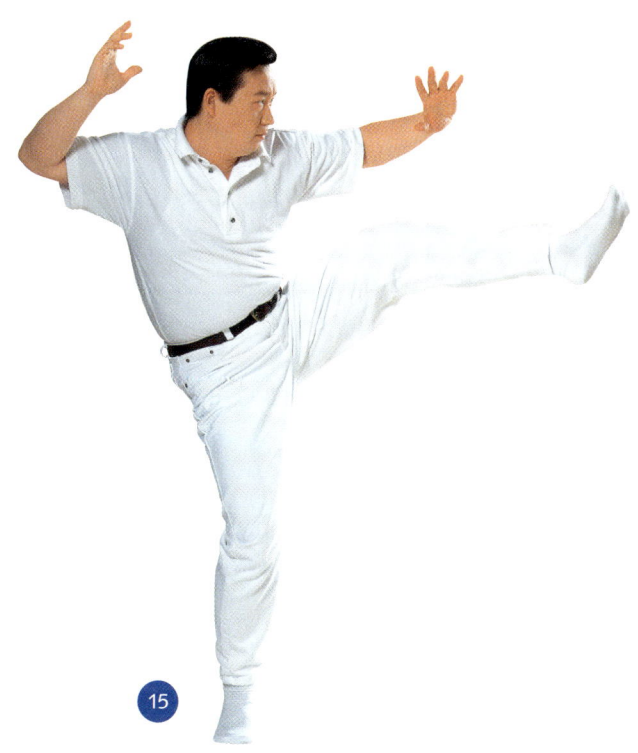

16. Auf einem Fuß stehen und das linke Bein strecken (Zuo-Xia-Shi Du-Li)

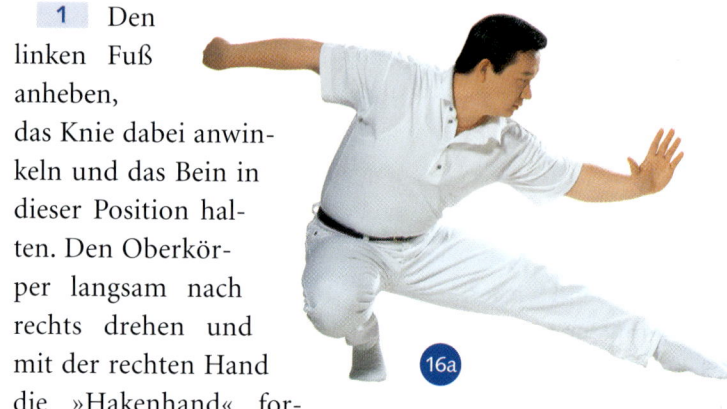

16a

1 Den linken Fuß anheben, das Knie dabei anwinkeln und das Bein in dieser Position halten. Den Oberkörper langsam nach rechts drehen und mit der rechten Hand die »Hakenhand« formen. Gleichzeitig die linke Hand in einem Bogen zur rechten Schulter führen. Die Handfläche zeigt dabei schräg zur Schulter nach oben. Die Augen schauen auf die rechte Hand.

2 Das rechte Bein beugen, bis Ober- und Unterschenkel einen rechten Winkel bilden, gleichzeitig das linke Bein ganz ausstrecken. Die linke Hand hängen lassen und an der Innenseite des linken Beins zum Unterschenkel führen. Die Handfläche zeigt dabei nach vorn. Die Augen schauen auf die linke Hand (*Abbildung 16a*).

3 Die Zehenspitzen des linken Fußes nach außen drehen und das Gewicht auf den linken Fuß verlagern, dabei das linke Bein beugen und sich langsam aufrichten. Das rechte Bein strecken. Gleichzeitig die linke Hand heben. Die rechte Hand senken, die Fingerkuppen zeigen dabei nach oben und formen eine umgekehrte »Hakenhand«.

4 Den rechten Fuß langsam anheben und das Knie anwinkeln, die Zehenspitzen zeigen nach unten. Das linke Knie ebenfalls leicht beugen. Die rechte Hand öffnen und von hinten am rechten Bein vorbei nach vorn schwingen lassen. Den Ellenbogen dabei über dem rechten Knie anwinkeln. Die Handfläche zeigt nach links. Die linke Hand in einem Bogen vor die linke Hüfte senken, die Handfläche zeigt nach unten. Die Augen schauen auf die rechte Hand (*Abbildung 16b*).

16b

1 Den rechten Fuß neben den linken stellen, den Fuß dabei nur mit den Zehenspitzen aufsetzen. Den Körper nach links drehen. Die linke Hand bis in Schulterhöhe hochheben, dabei die »Hakenhand« formen. Die rechte Hand zur linken Schulter führen. Die Augen schauen auf die linke Hand (*Abbildung 17a*).

2 Das linke Bein beugen, bis Ober- und Unterschenkel einen rechten Winkel bilden, gleichzeitig das rechte Bein ausstrecken. Die rechte Hand hängen lassen und an der Innenseite des rechten Beins zum Unterschenkel führen (*Abbildung 17b*).

3 Die Zehenspitzen des rechten Fußes nach außen drehen, das Gewicht auf den rechten Fuß verlagern, dabei das rechte Bein beugen und sich aufrichten. Das linke Bein strecken. Dabei die rechte Hand heben. Die linke Hand senken, mit den Fingerkuppen eine umgekehrte »Hakenhand« formen.

4 Den linken Fuß anheben, das Knie anwinkeln. Die linke Hand öffnen und von hinten am linken Bein nach vorn schwingen lassen. Den Ellenbogen dabei über dem linken Knie anwinkeln. Die rechte Hand vor die rechte Hüfte senken.

17. Auf einem Fuß stehen und den rechten Fuß strecken (You-Xia-Shi Du-Li)

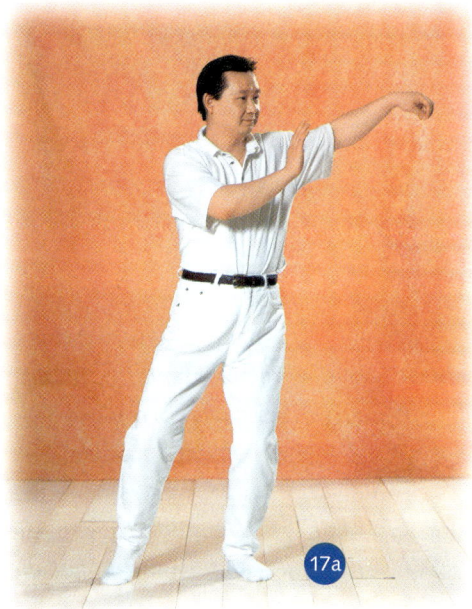

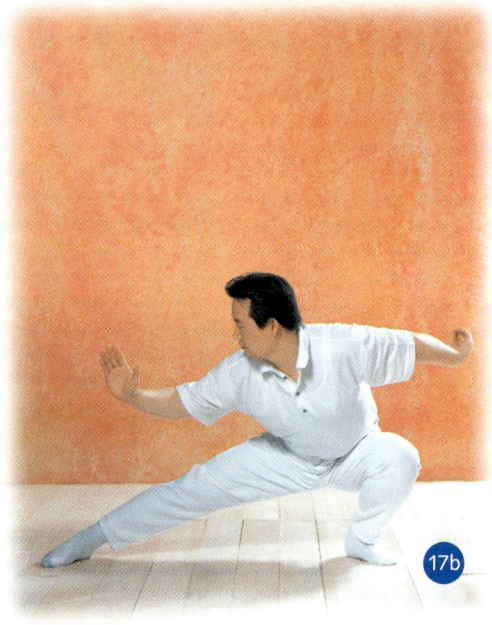

18. Hin- und zurück-schwanken (Zuo-You Chuan-Suo)

1 Den linken Fuß vor den rechten stellen, den Fuß dabei nur mit den Zehenspitzen aufsetzen, die Ferse bleibt angehoben, die Zehenspitzen dabei schräg nach außen drehen. Den Oberkörper langsam nach links drehen. Die Hände zum Brustkorb führen und sie so halten, als ob man einen Ball halten würde, die linke Hand liegt dabei über der rechten (Ballhaltung). Die Augen schauen auf den linken Unterarm.

2 Den rechten Fuß neben den linken stellen, den Fuß dabei nur mit den Zehenspitzen aufsetzen, die Ferse bleibt angehoben. Dabei den Körper um 45° nach rechts drehen und mit dem rechten Fuß einen Schritt nach vorne rechts machen. Das rechte Knie beugen, das linke Bein strecken (rechte Schützenstellung). Gleichzeitig die rechte Hand heben, die Handfläche über der Stirn drehen, damit sie nach vorn zeigt. Die linke Hand nach unten und nach vorn bis in Nasenhöhe drücken. Die Handfläche zeigt nach vorn. Die Augen schauen auf die linke Hand (*Abbildung 18*).

3 Das Gewicht auf den linken Fuß verlagern, dabei die Zehenspitzen des rechten Fußes nach außen drehen. Den linken Fuß neben den rechten stellen, den Fuß dabei nur mit den Zehenspitzen aufsetzen, die Ferse bleibt angehoben. Die Hände zum Brustkorb und in die Ballhaltung führen, mit der linken Hand über der rechten. Die Augen schauen auf die rechte Hand.

19. Nadeln am Meeresgrund (Hai-Di-Zhen)

1 Mit dem rechten Fuß einen halben Schritt nach vorn gehen und hinter den linken Fuß stellen, dabei das Gewicht auf den rechten Fuß verlagern. Das linke Bein anheben, den Oberkörper dabei nach rechts drehen, die linke Hand auf das linke Knie legen. Die rechte Hand zum rechten Ohr führen, die Handfläche zeigt nach links. Die Augen schauen auf die rechte Hand.

2 Den linken Fuß nur mit den Zehenspitzen aufsetzen, die Ferse bleibt dabei angehoben. Den Oberkörper etwas nach links drehen. Mit der rechten Hand von oben nach links unten stoßen. Die linke Hand auf die linke Hüfte legen. Die Augen schauen nach vorn auf den Boden (*Abbildung 19*).

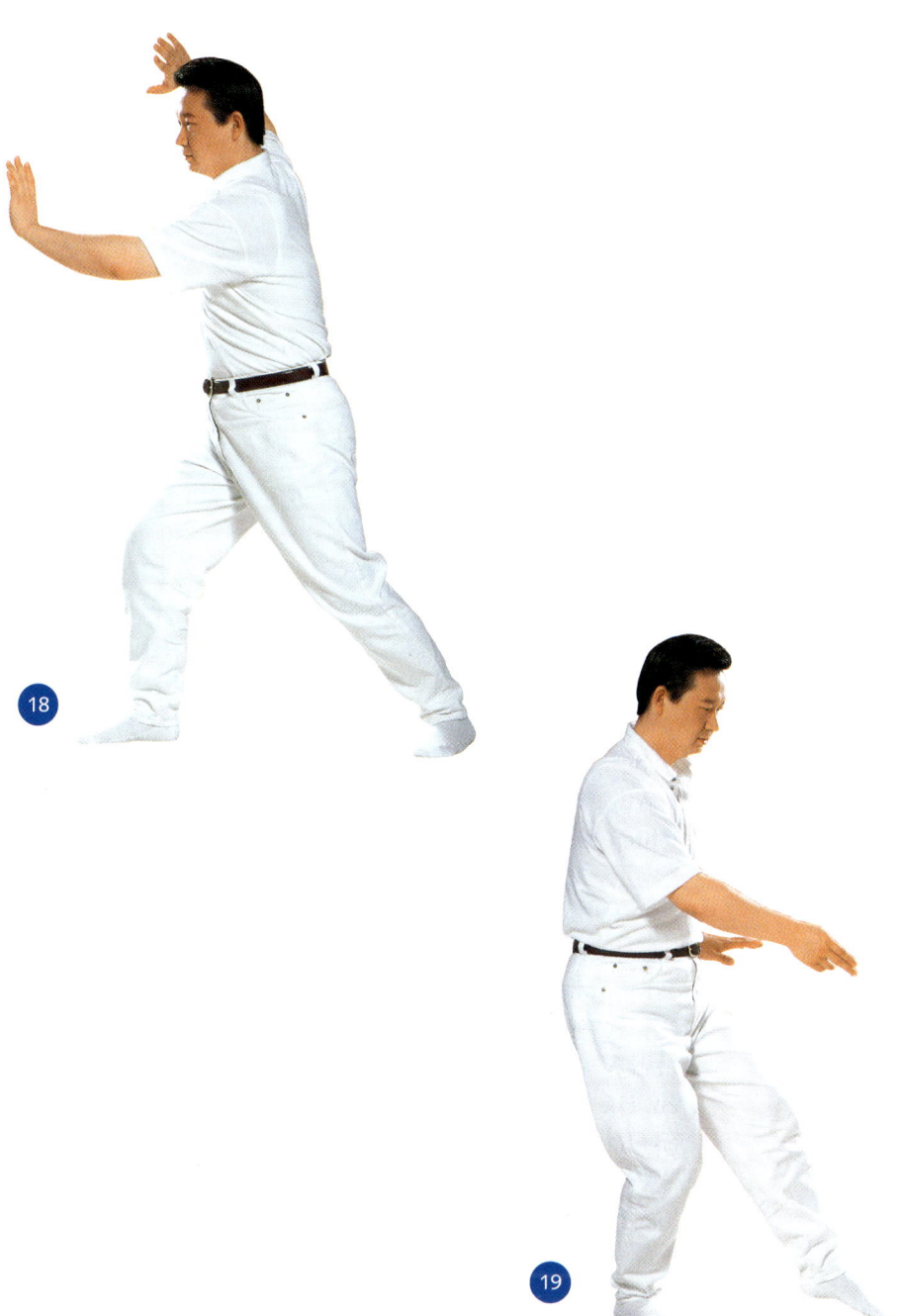

20. Den Rücken schwingen (Shan-Tong-Bi)

1 Den linken Fuß anheben, dabei den rechten Arm mit angewinkeltem Ellenbogen langsam nach oben zur Schläfe führen. Die linke Hand anheben und so drehen, dass die Handfläche schräg nach oben zeigt und die Fingerkuppen knapp das rechte Handgelenk berühren (*Abbildung 20a*).

2 Den linken Fuß aufsetzen, dabei das linke Knie beugen. Das rechte Bein bleibt gestreckt (linke Schützenstellung). Den Körper nach rechts drehen. Die rechte Hand zur Stirn drehen, so dass der Daumen nach unten zeigt. Die linke Hand in Nasenhöhe nach vorne drücken. Die Handfläche zeigt dabei nach vorn. Die Augen schauen auf die linke Hand (*Abbildung 20 b*).

21. Den Körper drehen und mit der Faust schlagen (Zhuan-Shen Ban-Lan-Chui)

1 Das Gewicht auf das rechte Bein verlagern und den Oberkörper langsam nach rechts drehen. Mit der rechten Hand einen großen Kreis beschreiben. Die linke Hand heben. Die Augen schauen auf die rechte Hand.

2 Das Gewicht wieder auf das linke Bein verlagern. Die rechte Hand zur Faust schließen und in einem Bogen zum Bauch führen. Die Faust zeigt dabei nach unten. Die linke Hand langsam vor die linke Schläfe heben, die Handfläche zeigt dabei schräg nach oben. Die Augen schauen nach rechts (*Abbildung 21a*).

3 Mit dem rechten Fuß einen Schritt zurückgehen, die Zehenspitzen nach außen drehen und wieder einen Schritt nach vorn gehen. Die Faust nach oben und vom Körper nach außen drehen. Die linke Hand neben die linke Hüfte senken. Die Augen schauen auf die Faust.

4 Das Gewicht auf den rechten Fuß verlagern und mit dem linken Fuß einen Schritt nach vorn gehen. Die linke Hand in einem Bogen ausstrecken. Die Position halten. Die Handflächen zeigen nach unten. Die Faust zur rechten Hüfte senken. Die Augen schauen auf die linke Hand (*Abbildung 21b*).

5 Das Gewicht auf den linken Fuß verlagern. Das linke Knie beugen, das rechte Bein bleibt gestreckt. Die Faust in Brusthöhe nach vorn stoßen. Die linke Hand auf den rechten Arm legen. Die Augen schauen auf die Faust.

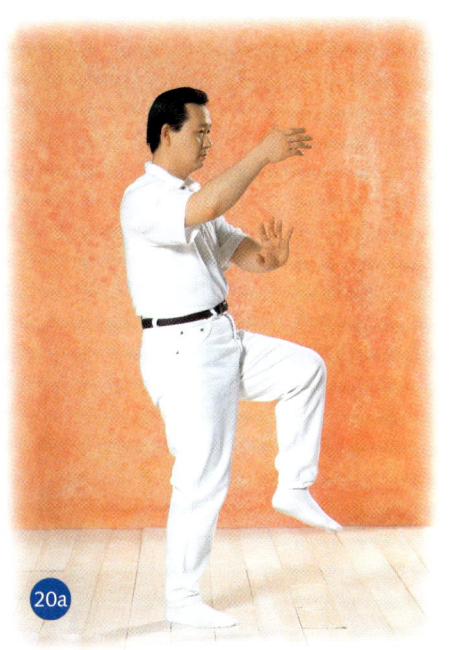

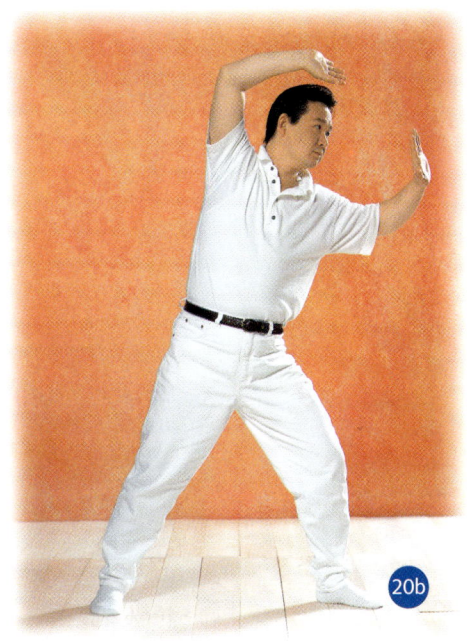

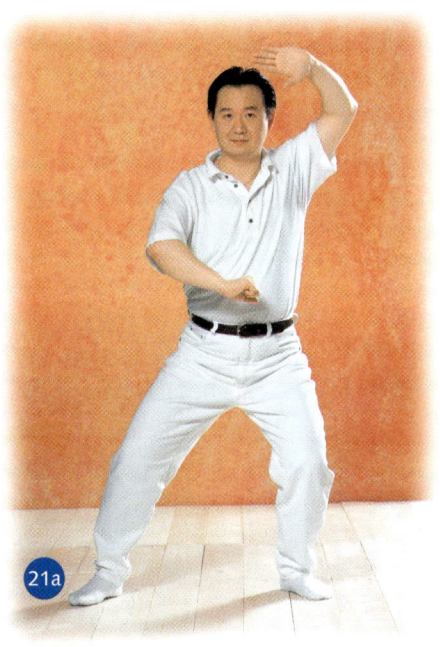

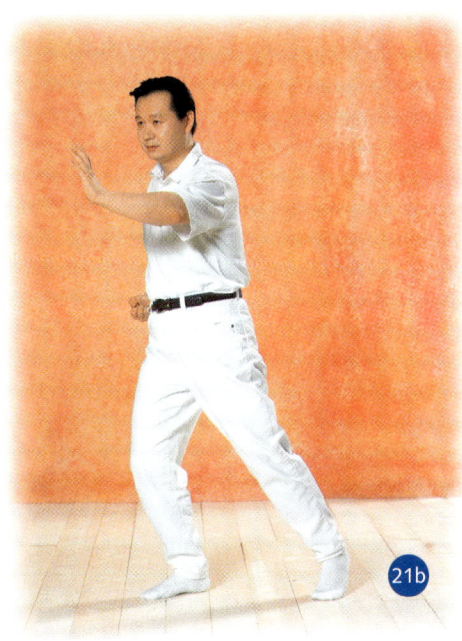

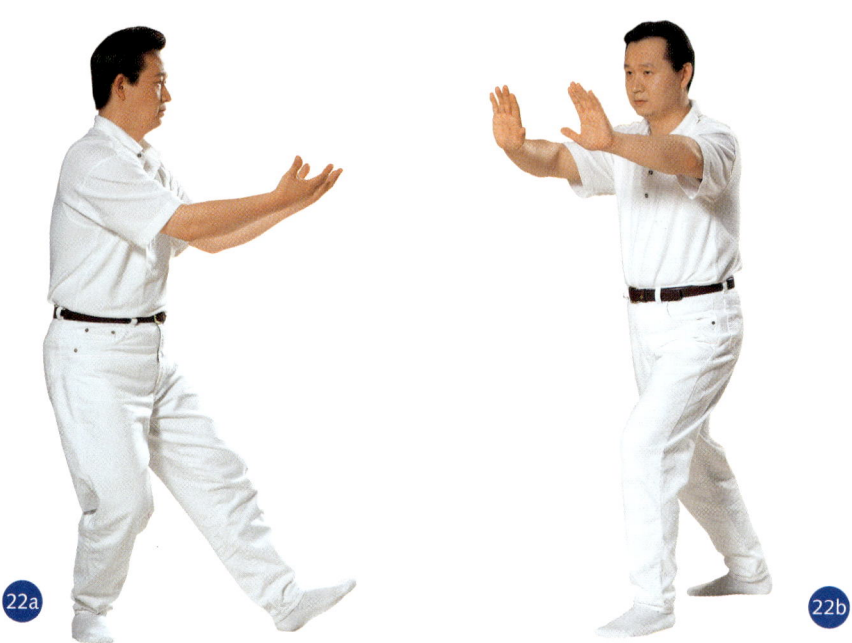

**22. Schläge auffangen
(Ru-Feng Si-Bi)**

1 Die linke Hand unter dem rechten Handgelenk nach vorn schieben, die Handfläche zeigt dabei nach oben. Die Faust öffnen, dabei die Hand drehen, so dass die Handfläche ebenfalls nach oben zeigt. Die Hände schulterbreit öffnen (*Abbildung 22a*).

2 Das Gewicht auf das rechte Bein verlagern, dabei die Zehenspitzen des linken Fußes anheben. Die Hände langsam zur Brust zurückziehen. Die Hände drehen und zum Bauch schieben. Die Handflächen zeigen dabei nach unten.

3 Das Gewicht wieder auf das linke Bein verlagern, dabei das linke Knie beugen, das rechte Bein bleibt gestreckt (linke Schützenstellung). Die Hände nach vorne bis auf Schulterhöhe schieben. Die Handflächen zeigen dabei nach vorn (*Abbildung 22b*).

**23. Gekreuzte Hände
(Shi-Zi-Shou)**

1 Das Gewicht auf den rechten Fuß verlagern, den Oberkörper langsam nach rechts drehen, die Zehenspitzen des linken Fußes dabei nach innen, die Zehenspitzen des rechten Fußes nach außen drehen. Die rechte Hand in einem Bogen nach rechts führen, so dass die Arme beide weit geöffnet und auf einer Linie sind. Die Handflächen zeigen nach vorn.

2 Den Oberkörper nach links drehen, die Zehenspitzen des rechten Fußes dabei nach innen drehen. Gleichzeitig die Hände zum Bauch senken und sofort wieder anheben, dabei mit den Händen einen Kreis beschreiben und sie vor der Brust kreuzen. Die rechte Hand liegt über der linken, die Handflächen zeigen zum Gesicht. Die Augen schauen nach vorn (*Abbildung 23*).

24. Der Abschluss (Shou-Shi)

1 Die Hände nach außen drehen und langsam nach unten neben die rechte und linke Hüfte senken. Die Fingerspitzen zeigen dabei zum Boden. Die Augen schauen nach vorn (*Abbildung 24*).

2 Den linken Fuß neben den rechten stellen, die Füße stehen nun dicht nebeneinander. Sie stehen aufrecht und gerade, die Arme hängen seitlich am Körper herab, der Körper ist entspannt. Sie atmen lang und gleichmäßig aus, damit das Qi auch in den Dan Tian fließen kann. Sie blicken nach vorn.

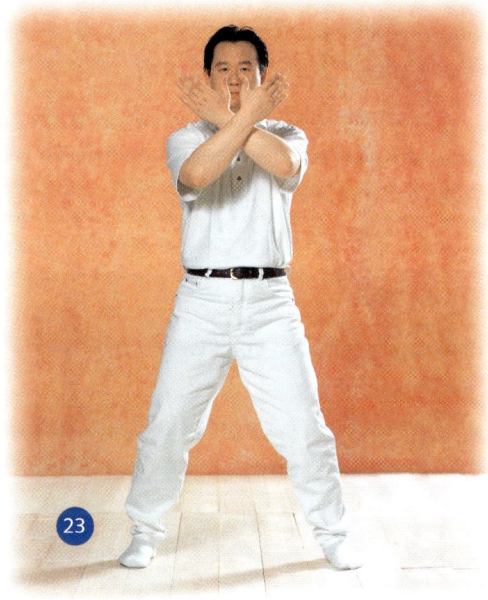

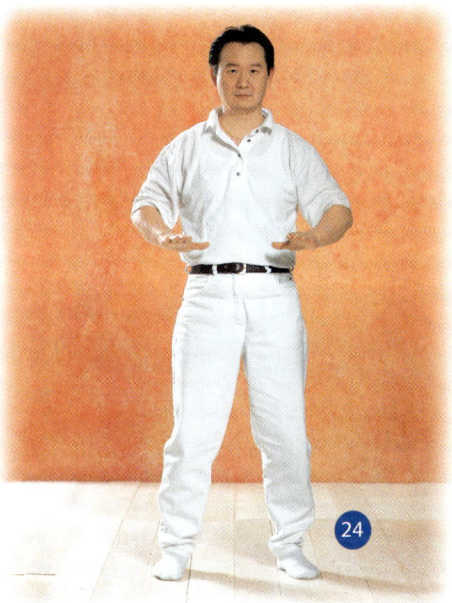

Mit Tai Ji-Qi Gong Krankheiten heilen

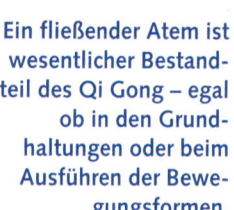

Um die Vorteile der traditionellen Qi Gong-Übungen und der alten Tai Ji Quan-Formen miteinander verbinden zu können, entwickelte man in China in jüngerer Zeit eine dritte Form: Tai Ji-Qi Gong-Übungen. Diese Übungen verbinden die weichen, fließenden und runden Bewegungen des Tai Ji Quan mit dem gelenkten Atemfluss des Qi Gong. In China erfreuen sich die einfachen, leicht nachzuvollziehenden Übungen großer Beliebtheit. Auf die richtige Weise ausgeführt, zeigen sie bei der Vorbeugung und Behandlung von Krankheiten tiefgreifende Wirkung. Übergewicht, Schlaflosigkeit, Nervosität, Haarausfall, Gelenkschmerzen, Kopfschmerzen, Hämorrhoiden und viele andere Krankheiten können durch sie erfolgreich behandelt werden.

Ein fließender Atem ist wesentlicher Bestandteil des Qi Gong – egal ob in den Grundhaltungen oder beim Ausführen der Bewegungsformen.

Die Grundhaltungen beim Tai Ji-Qi Gong

Qi Gong bzw. Tai Ji-Qi Gong übt man im Stehen, Sitzen und Liegen. Die Grundhaltungen bewusst aufzubauen, stellt eine hervorragende Haltungsschulung dar. Üben Sie die Grundhaltungen deshalb so oft wie möglich auch für sich allein!

Stehende Grundhaltung

Die Übungen zu den Grundhaltungen helfen Ihnen, Verspannungen und Fehlhaltungen aufzuspüren und zu überwinden. Ihre Rückenmuskulatur wird gefestigt, Muskeln und Sehnen werden gestärkt.

☙ Stehen Sie im schulterbreiten Stand. Die Fußspitzen zeigen leicht nach innen, die Fersen nach außen.

☙ Hüft-, Knie- und Fußgelenke bilden eine Linie. Drücken Sie die Knie durch, so dass Ihre Beine kerzengerade sind, lockern Sie sie wieder, und »pendeln« Sie sie ein, bis sie ganz locker sind.

☙ Bewegen Sie die Hüftgelenke so, dass sich abwechselnd ein Hohlkreuz und ein kerzengerader Rücken bildet.

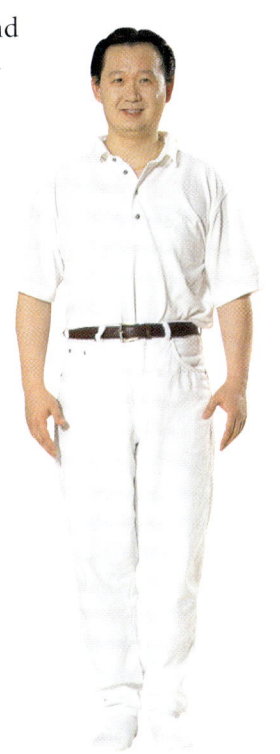

☙ Entspannen Sie Schultern und Nacken, indem Sie die Arme baumeln lassen. Die Schultern abwechselnd bis zu den Ohren hochziehen und wieder fallen lassen. Die Arme hängen locker seitlich am Körper herab.

☙ Pendeln Sie mit dem Kopf hin und her, bis er ganz leicht ist. Achten Sie dabei darauf, dass Sie entspannt und locker sind.

☙ Denken Sie dabei an einen Baum, der – fest in der Erde verwurzelt – sich leicht im Wind wiegt.

Üben Sie die stehende Grundhaltung so oft wie möglich – an der Bushaltestelle, am Postschalter, an der Supermarktkasse.

Tipp für den Alltag! Statten Sie Ihren Arbeitsplatz mit den geeigneten Stühlen aus, und achten Sie auf die richtige Haltung beim Sitzen. Wichtig ist die »Erdung« Ihres Körpers: Die Füße stehen fest auf dem Boden, die Wirbelsäule ist aufrecht, Nacken und Schultern sind entspannt.

Sitzende Grundhaltung

☙ Das wichtigste ist die aufrechte und dabei völlig entspannte Haltung des Oberkörpers.

☙ Die Wirbelsäule kerzengerade und aufrecht halten, Schultern und Nacken sind locker und entspannt.

☙ Rutschen Sie auf dem Stuhl so weit nach vorn, dass die Oberschenkel auf dem Stuhl nicht mehr aufliegen.

☙ Die Füße stehen parallel nebeneinander mit ganz auf dem Boden aufliegenden Sohlen. Die Füße sollten eine gerade Linie mit den Schultern bilden, die Knie sind im rechten Winkel gebeugt.

☙ Die Hände legen Sie locker und entspannt auf die Oberschenkel. Atmen Sie tief ein und aus, und entspannen Sie sich dabei.

Grundhaltung im Schneidersitz

☯ Die Wirbelsäule kerzengerade und aufrecht halten, Schultern und Nacken sind locker und entspannt.

☯ Die Hände liegen entspannt auf den Oberschenkeln auf.

☯ Hilfreich ist ein Kissen, das Sie unter den Po schieben. Auf diese Weise lässt sich Ihr Oberkörper ohne Mühe und Verkrampfungen aufrichten.

Liegende Grundhaltung

☯ Legen Sie sich auf den Rücken, die Beine sind locker ausgestreckt, Ihr ganzer Körper ist entspannt und locker.

☯ Die Arme liegen entspannt neben dem Körper, der Handrücken zeigt dabei nach oben.

☯ Unter den Kopf legen Sie ein kleines Kissen.

☯ Langsam und tief durch die Nase ein- und ausatmen.

Mit Tai Ji-Qi Gong können vor allem beim Abnehmen große Erfolge erzielt werden. Wenn Sie diese Übungen regelmäßig machen, werden Sie spüren, wie Ihre Ess- und Trinkgelüste von selbst nachlassen. Auch Ihre Fettpolster werden langsam und für immer von selbst zurückgehen!

Ausgewählte Übungen aus dem Tai Ji-Qi Gong

Diese Übungen helfen, Ihr Wohlbefinden und Ihre Gesundheit zu stärken. Auch ernste Beschwerden können mit ihrer Hilfe gelindert oder gar geheilt werden – vorausgesetzt, Sie wenden sie regelmäßig an.

Übergewicht

Tai Ji-Qi Gong hilft auf ganz natürliche und sanfte Weise auch beim Abnehmen. Es reguliert den Geist und dadurch auch den Körper, indem es durch Konzentration und entspannte Atmung auf die innersekretorischen Drüsen einwirkt. Viele Chinesen der mittleren und älteren Generation sind auch deshalb so schlank und gesund, weil sie täglich ihre Qi Gong-Übungen machen. Die jüngere Generation hingegen, die nicht mehr nach den alten Traditionen lebt und sich zunehmend am westlichen Lebensstil orientiert, wird immer dicker.

Immer mehr Menschen leiden an Übergewicht, weil sie zu viel, zu hastig und zur falschen Zeit essen. Unser Verbrauch von Zucker, Fleisch und Milchprodukten übersteigt jedes vernünftige Maß. Unsere Speisen sind zu lange gekocht, chemisch denaturiert, durch Aromastoffe, Geschmacksverstärker und Süßstoffe in einer Weise verändert, dass Zunge und Nase gar nicht mehr erkennen können, was gut und was schlecht für unseren Stoffwechsel ist. Die Folgen sind bekannt: Der Bewegungsapparat und das Knochengerüst leiden, hoher Blutdruck und Kreislaufbeschwerden kommen hinzu, die Arterien verkalken, und irgendwann drohen Herzinfarkt und Schlaganfall. Doch Übergewicht ist kein Schicksal. Viele meiner Patienten haben durch regelmäßiges Üben vier bis acht Pfund im Monat abgenommen, manche sogar in einem Vierteljahr zehn bis vierzig Pfund. Und das ohne Diät!
Tai Ji-Qi Gong ist auch deshalb so wirksam, weil die Nahrungsaufnahme allein schon durch die Energiearbeit unbewusst beeinflusst wird. Die Folge: Sie essen automatisch viel weniger!

Viele Zivilisationskrankheiten werden durch eine falsche und einseitige Ernährung hervorgerufen. Wir essen zu viel, zu fett und zu hastig. Durch die ständige Belastung wird der Qi-Fluss im Körper gehemmt, und der Mensch wird krank.

Übung

1 Nehmen Sie mit überkreuzten Beinen bequem im Schneidersitz Platz, und legen Sie die rechte Hand auf das rechte Knie, die linke Hand auf das linke Knie.

2 Atmen Sie tief durch die Nase ein. Drehen Sie, mit dem Kopf beginnend, den Hals und schließlich den ganzen Körper einmal im Uhrzeigersinn. Während der Drehung tief ausatmen.

3 Anschließend den Körper abwechselnd im Uhrzeigersinn und gegen den Uhrzeigersinn drehen. Zwischen jeder Drehung eine kurze Pause machen, vor jeder Drehung tief einatmen und während der Drehung tief ausatmen.

4 Wiederholen Sie diese Übung 20-mal im Uhrzeigersinn und 20-mal gegen den Uhrzeigersinn. Dabei immer abwechselnd einmal nach rechts und einmal nach links drehen. Beugen Sie Ihren Kopf dabei so weit vor, wie es Ihnen noch angenehm ist. Machen Sie diese Übung (siehe Seite 62) zweimal täglich – morgens nach dem Aufstehen und abends vor dem Schlafengehen.

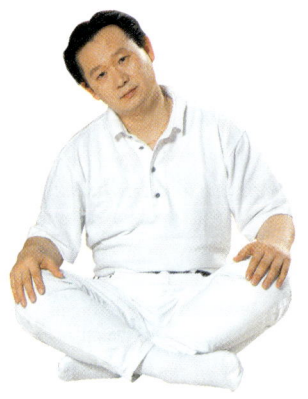 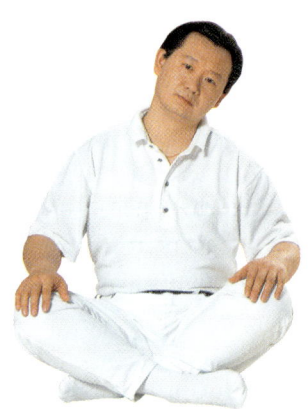

Chinesischer Pu Erh-Tee

Meiden Sie Alkohol und Süßigkeiten, stellen Sie lieber Ihre Ernährung um! Ein bewährtes Mittel gegen Übergewicht ist der chinesische Pu Erh-Tee.

Um Ihre Stoffwechsel-Diät zu unterstützen, sollten Sie täglich vier bis fünf Tassen chinesischen Pu Erh-Tee trinken. Er hilft sehr wirkungsvoll und ohne Nebenwirkungen beim Abbau der ungeliebten Fettpolster – allerdings nur wenn Sie dabei auf alkoholische Getränke verzichten. Verwenden Sie nur qualitativ hochwertigen Tee (Klasse 1, nur losen, keinen gepressten Tee oder Teebeutel). Eine Kurpackung kostet rund 100 Mark und reicht ein halbes Jahr. Zu beziehen ist der Tee bei der Firma Armitron in Tutzing am Starnberger See, Tel. 08158/6014 und in der Schweiz bei der Firma ECI, Tel. 061/4619797.

Müde Muskeln und Gelenkschmerzen

Eine schlechte Haltung führt häufig zu Schmerzen in den Muskelgruppen im Schulter- und Lendenbereich. Hier helfen Bewegungen, die die Muskeln sanft strecken, dehnen und zusammenziehen. Diese Übung stärkt den Blutkreislauf und die Lymphzirkulation der Muskeln. Die Folge ist: Die Muskeln ermüden nicht so schnell, und die Fettablagerung wird reduziert. Die Übung hilft ebenfalls bei Schmerzen in den Schultergelenken, im Ellenbogen und in den Handgelenken. Verstauchungen der Lenden- und Schultermuskeln werden ebenso gelindert wie Rückgratbeschwerden und Polyarthritis der Schulter.

Übung

Bei dieser Übung schwingen die Arme, der eine nach links, der andere nach rechts, wie beim Tanzen auf und ab. Denken Sie an einen Regenbogen, an die Schönheit seiner vielen bunten Farben. Stellen Sie sich vor, Sie halten ihn in den Händen, tanzen und schwingen die Arme nach links und rechts. Dabei sind die äußere und die innere Konzentration miteinander verbunden: Die Konzentration fließt vom äußerlichen Regenbogen zum Laogong, dem Mittelpunkt in unserer Handfläche, und tritt in den Baihui (siehe Abbildung Seite 14) ein. Sie atmen ruhig und gleichmäßig während der Aufwärtsbewegung ein und atmen bei der Abwärtsbewegung aus.

Bildhafte, erzählerische Elemente sind bei vielen traditionellen Qi Gong-Formen ein wichtiger Bestandteil der Übung. Durch sie erhält die Form erst ihren tieferen Sinn.

1 Ihre Handflächen zeigen zueinander. Gehen Sie von der Hocke in den aufrechten Stand. Anschließend beide Arme vor die Brust heben und dabei einatmen (siehe Abbildung Seite 64).

2 Legen Sie langsam den Kopf in den Nacken und öffnen Sie die Arme bis in Schulterhöhe. Die Handflächen drehen sich dabei langsam nach oben, Sie atmen gleichzeitig aus (siehe Abbildung Seite 64).

3 Stehen Sie aufrecht. Stellen Sie sich vor, Sie tragen einen Ball auf dem Kopf. Gleichzeitig das Gewicht auf den rechten Fuß verlagern und die Zehenspitzen des linken Fußes anheben und um 45° nach außen drehen. Dabei heben Sie die rechte Hand langsam nach oben und atmen ein. Der linke Arm bleibt in Schulterhöhe, die Handfläche zeigt nach oben. Atmen Sie aus, wenn die rechte Handfläche auf der Höhe des Scheitels (Baihui) ist.

4 Verlagern Sie das Gewicht langsam auf den linken Fuß. Die Zehenspitzen des linken Fußes zurück in die Ausgangsposition

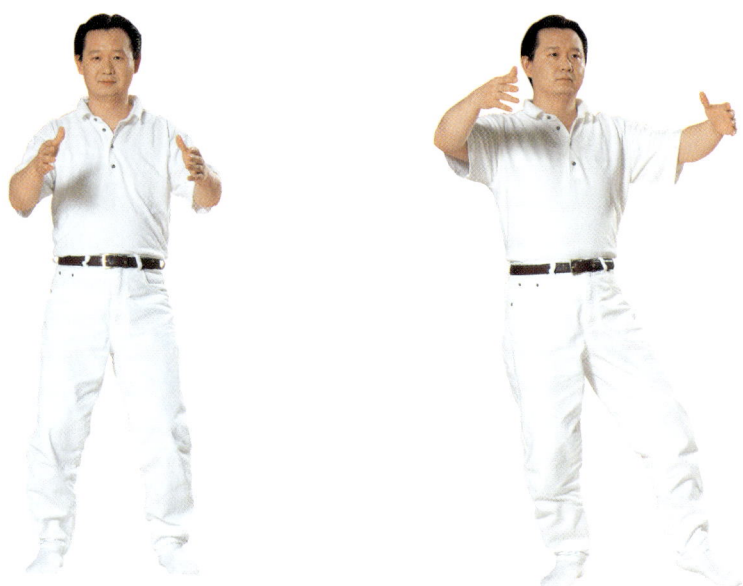

Auch wenn Muskeln und Gelenke schmerzen: Bleiben Sie in Bewegung! Zwingen Sie sich täglich zu kleinen Gängen und machen Sie Ihre Tai Ji-Qi Gong-Übungen!

drehen und den ganzen Fuß auf dem Boden aufsetzen. Den linken Arm langsam heben, der rechte sinkt langsam bis auf Schulterhöhe. Gleichzeitig heben Sie die Zehenspitzen des rechten Fußes und drehen sie langsam um 45° nach außen. Dabei tief einatmen. Atmen Sie aus, wenn die linke Handfläche auf der Höhe des Scheitels ist. Die Übung drei- bis fünfmal wiederholen.

Gelenkentzündungen

Die Chinesen nennen diese Übung »Den Affen zurückjagen«. Durch das Öffnen und Ausstrecken, das »Rollen« der Arme bei stabiler Haltung werden die Gelenke der Schultern und das Rückgrat gestärkt. Dadurch können Erkrankungen verhütet und geheilt werden. Auch der Atem fließt durch die Ausdehnung des Brustkastens leichter und gleichmäßiger. Erkältungen und Luftröhrenentzündungen wird durch die gleichmäßige Lockerung der Gelenke vorgebeugt. Ihr ganzer Körper entspannt sich. Sie fühlen sich ausgeglichen, locker und entspannt. Stellen Sie sich vor, wie eine innere Kraft Ihre Arme und Hände bewegt. Ihre Arme fühlen sich leicht, fast schwerelos an.

Übung

1 Richten Sie die innere Konzentration auf den Akupunkt Laogong in der Mitte der beiden Handflächen. Anschließend richten Sie die äußere Konzentration auf die beiden Oberarme. Strecken Sie zuerst den rechten Arm langsam nach hinten aus, um dann den linken Arm ganz langsam nach vorn zu bewegen, die Handfläche zeigt dabei nach oben (siehe Abbildung). Achten Sie darauf, dass Sie tief und ganz langsam einatmen. Machen Sie eine kurze Pause, und atmen Sie tief aus. Durch die entgegengesetzten Bewegungen der Arme dehnt sich der Brustkasten aus, die Atmung wird tiefer, das Qi kann besser fließen und die Lebensenergie besser zirkulieren. Klappt diese Übung beim ersten Mal noch nicht so richtig, wiederholen Sie sie einfach. Oder üben Sie so lange, bis Sie keine Gelenkschmerzen mehr haben und sicher und beschwerdefrei stehen und üben können.

2 Legen Sie die Handflächen vor der linken Brusthälfte aufeinander. Dadurch berühren sich die beiden Laogong-Punkte, und das Qi kann ungehindert und stärkend durch den ganzen Körper fließen. Das Schließen der Laogong-Punkte stärkt die inneren Regelfunktionen des Körpers, die Konzentration und die physiologischen Funktionen. Auch das Atmen fällt zusehends leichter. Sie fühlen sich freier und entspannter, sind hellwach und konzentriert. Bleiben Sie einige Minuten in dieser Stellung, atmen Sie ruhig ein und aus, und konzentrieren Sie sich auf Ihre Oberarme, auf schmerzende Stellen am Rücken, an der Nackenmuskulatur, an den Schultergelenken oder am Rückgrat. Anschließend tief ein- und ausatmen und den Körper langsam nach links drehen. Strecken Sie beide Arme aus, die Handflächen zeigen nach oben. Dabei hebt sich der Brustkasten, die Knie strecken sich, und Sie atmen tief und langsam ein.

3 Wie Schritt 1 und 2, aber in der entgegengesetzten Richtung (seitenverkehrt). Die Übung auf jeder Seite drei- bis fünfmal wiederholen.

Beim Tai Ji-Qi Gong unterscheidet man zwischen »äußerer« und »innerer« Konzentration: Die »äußere« Konzentration gilt der Bewegung und Körperaktion, die »innere« dem inneren Energieverlauf und den Gefühlen.

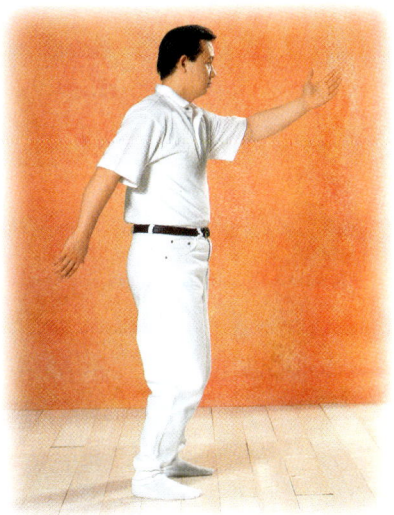

Rheuma

An Rheuma leiden ein bis zwei Prozent der deutschen Bevölkerung. Die lang anhaltenden, schmerzhaften Entzündungen können zur Bewegungseinschränkung, Fehlstellung und zur vollständigen Versteifung der Gelenke führen.

»Medizin nach Beginn einer Krankheit anzuwenden, das ist, als grabe man einen Brunnen erst, nachdem man durstig geworden ist. Oder schmiede Waffen erst, wenn man die Schlacht bereits begonnen hat.« Dieser Ausspruch aus einer der ältesten chinesischen Schriften über Medizin, dem Nei Jing, gilt auch heute noch für die Wirkungsweise der Traditionellen Chinesischen Medizin.

Leider gibt es für Rheuma kein universelles Heilmittel. Jeder Patient hat sein eigenes »Schicksal«, seine eigene Krankengeschichte und braucht eine speziell auf ihn abgestimmte Behandlung. Der Arzt wird deshalb zunächst eine Diagnose (»Sehen, Fragen, Hören, Fühlen, Spüren«) stellen, um die Ursachen zu erkennen. Verursacht wird Rheuma meist durch Feuchtigkeit, Kälte, Wind oder Hitze. Je früher die Krankheit behandelt wird, desto schneller kann sie kuriert werden. Schwieriger ist die Behandlung, wenn der Körper bereits mit Medikamenten behandelt wurde, etwa mit Kortison. In diesem Fall muss der Arzt den Organismus erst entgiften. Als Therapie bieten sich Akupunktur, chinesische Kräutergaben und Übungen zur Stärkung des Qi, des Energieflusses, an.

Übung

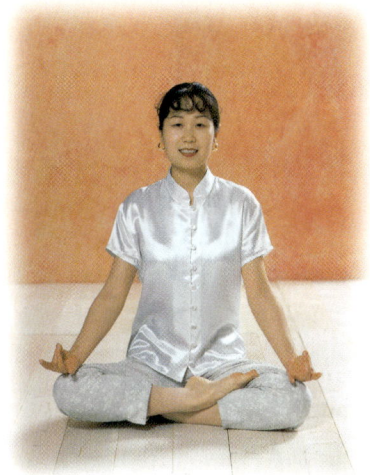

1   Setzen Sie sich locker und entspannt auf einen Stuhl oder im Schneidersitz auf den Boden. Legen Sie die Hände auf die Knie. Die Handflächen zeigen dabei nach oben, Daumen und Mittelfinger berühren sich, die Arme sind leicht angewinkelt (siehe Abbildung).

2   Schließen Sie die Augen, und stellen Sie sich vor, Sie sehen die Sonne. Sie spüren ihre wohltuende Wärme und ihr helles, klares Licht. Lassen Sie dieses Licht und die Wärme in Ihren Körper einströmen, und stellen Sie sich vor, wie die Energie zu den schmerzenden Stellen fließt.

Gelingt es Ihnen, sich ganz auf diese Vorstellung zu konzentrieren, dann werden Sie spüren, wie sich die

Schmerzen und Entzündungen in Ihrem Körper allmählich auf-
lösen. Dabei leiten Sie die Giftstoffe in den schmerzenden Gelen-
ken über den umgekehrten Weg, sprich: über Ihre Füße nach
außen und zwar so lange, bis Ihr Körper nur von Licht und Wärme ausgefüllt ist und sich wohlig und entspannt fühlt.
Die Übung dreimal täglich wiederholen.

Bronchitis

Am Anfang des Winters leiden viele Menschen an Bronchitis. Ausgelöst wird Bronchitis meist durch Kälte, Feuchtigkeit und Wind,
die von außen in das Meridiansystem dringen und es schwächen.
Ein Weg zur Stärkung und Kräftigung sind Tai Ji-Qi Gong-
Atemübungen. Sie stärken die Lungen, und auch das Lungenge-
webe wird besser durchblutet.

Häufig gehen der Bronchitis typische Erkältungsbe-schwerden wie Schnupfen und Halsschmerzen vor-aus. Nach einigen Tagen greift die Ent-zündung auf die Luftröhre und die Bronchien über.

Übung

1 Stellen Sie sich aufrecht hin, und gehen Sie in den schulterbreiten Stand. Die Knie leicht beugen.

2 Die Hände langsam von beiden Seiten hoch zur Lunge
führen. In Brusthöhe angelangt, stellen Sie sich vor, Sie halten einen Gymnastikball in den Händen (siehe Abbildung).

3 Konzentrieren Sie sich ganz auf den Ball: Er ist
eine Energiequelle und ganz warm und hell. Führen
Sie den Ball mit beiden Händen zum Hals und
schlucken Sie ihn. Sie spüren, wie sich seine Wärme
und Helligkeit langsam im Mund, im Hals und
schließlich in den Bronchien ausbreitet. Zum Schluss
landet der Ball im Bauch. Lassen Sie ihn dort liegen.

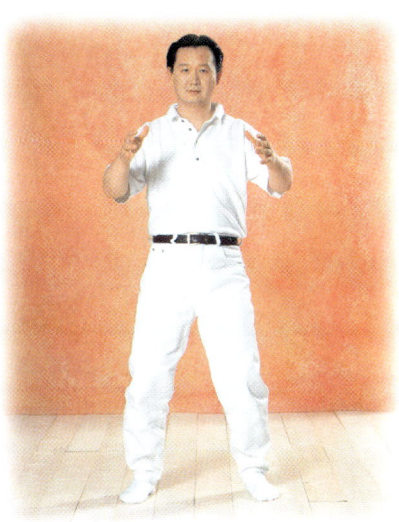

4 Anschließend führen Sie die Hände in
Brusthöhe zusammen und ziehen sie wieder auseinander. Diese Bewegung achtmal wiederholen.

5 Setzen Sie sich und atmen Sie tief ein. Stellen
Sie sich dabei vor, Sie atmen ganz frische Luft ein, die
zuerst in die Lunge und dann in den Bauch strömt.
Anschließend tief ausatmen. Beim Ausatmen strömt

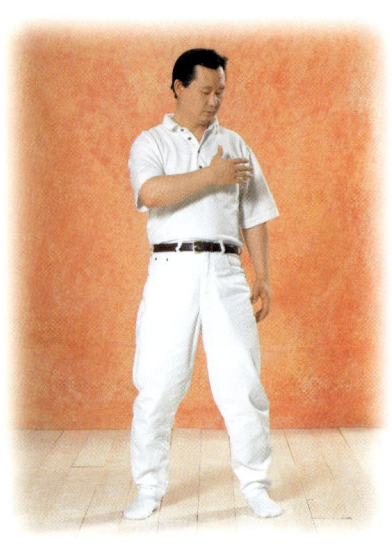

die verbrauchte, schädliche Energie wieder aus Ihrem Körper heraus. Das Ein- und Ausatmen zwei- bis dreimal wiederholen.

6 Legen Sie die linke Hand ganz locker an die Hüfte. Mit der rechten Hand machen Sie über dem Herz kreisförmige Bewegungen im Uhrzeigersinn. Anschließend die rechte Hand an die Hüfte legen und mit der linken Hand kreisförmige Bewegungen über der rechten Brusthälfte machen. Die Übung viermal wiederholen (siehe Abbildung).

7 Zum Schluss beide Handflächen kräftig aneinander reiben, bis sie sehr warm sind und leicht kribbeln, anschließend den Brustkorb ganz leicht mit den angewärmten Händen beklopfen.

Herzklopfen, Kurzatmigkeit, Asthma und Schlaflosigkeit

Ist die Brusthöhle, »der große Raum unseres Körpers«, zu eng, sind oft Herzklopfen, Kurzatmigkeit, Asthma und Schlaflosigkeit die Folge. Hier helfen Übungen, die den Brustkorb dehnen.

Bei diesen Leiden hilft die Öffnung des Brustkorbs. Enge bedrückt, deshalb wird »der große Raum unseres Körpers«, die Brusthöhle, gedehnt. Wir atmen tiefer und leichter, der Sauerstoffgehalt im Blut steigt. Dadurch bekommt das Großhirn mehr Sauerstoff, wir fühlen uns klarer und munterer. Die Brusthöhle dehnt sich durch die vermehrte Zufuhr von Sauerstoff noch weiter aus, ein Gefühl von Freude und Zuversicht erfüllt uns.

Die Brusthöhle beherbergt das Herz und die Lunge, die Lunge kontrolliert das Qi, das Herz wiederum reguliert das Blut im ganzen Körper. Fließt das Qi, kann auch das Blut ungehindert fließen. Wird es behindert, stockt auch die Blutzirkulation. Es gibt zwei Arten von Qi: angeborenes und erworbenes, beide können sich nicht vom Sauerstoff im Blut trennen.

Durch Tai Ji-Qi Gong werden Herz und Lunge durch die Öffnung und Schließung der Brusthöhle und das Heben und Senken des Zwerchfells gestärkt. Die Übung hilft bei Herzklopfen, Kurzatmigkeit, Schlaflosigkeit, Konzentrationsschwäche, Gedächtnisschwäche und sogar bei Asthma.

Übung

1 Konzentrieren Sie sich auf die Hände. Nutzen Sie Ihre Konzentration, um das Qi, die in unserem Körper zirkulierende Lebensenergie, zu lenken und zu führen. Konzentrieren Sie sich dabei auf den Akupunkt Laogong in der Mitte der Handflächen. Dabei tief und ganz langsam ein- und ausatmen.

2 Sie stehen aufrecht und gerade. Winkeln Sie die Arme an, und drehen Sie die Handflächen nach innen zur Brust. Anschließend die Arme langsam nach außen strecken, die Handflächen drehen sich dabei nach vorn. Atmen Sie tief und ganz langsam ein, damit sich die Brusthöhle so weit wie möglich ausdehnen und weiten kann.

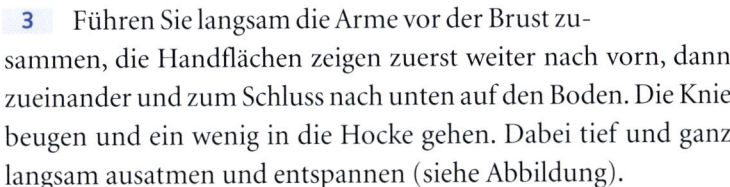

3 Führen Sie langsam die Arme vor der Brust zusammen, die Handflächen zeigen zuerst weiter nach vorn, dann zueinander und zum Schluss nach unten auf den Boden. Die Knie beugen und ein wenig in die Hocke gehen. Dabei tief und ganz langsam ausatmen und entspannen (siehe Abbildung).

Die Übung drei- bis fünfmal nach dem Aufstehen bei geöffnetem Fenster oder auf dem Balkon wiederholen.

Ohrensausen (Tinnitus)

In Deutschland leidet jeder Zehnte an Ohrensausen (Tinnitus). Da Tinnitus viele Ursachen haben kann, ist die Diagnose besonders wichtig. Oft wird Tinnitus durch Anämie verursacht. In diesem Fall sind Sesamsamen sehr wirkungsvoll. In anderen Fällen helfen die Schalen von Sonnenblumenkernen. Chronischer Tinnitus kann aber auch durch Nierenschwäche, durch Schlafmangel oder eine Arzneimittelvergiftung hervorgerufen werden. Immer aber ist Tinnitus eine Quälerei für die Betroffenen. An Tinnitus Erkrankte können nicht mehr richtig schlafen, ihre Konzentrationsfähigkeit nimmt rapide ab, sie werden reizbar und neigen zu Wutausbrüchen. Linderung, bei akutem Ohrensausen auch Heilung, verschafft diese Übung.

Wer plötzlich Geräusche im Ohr wahrnimmt, zweifelt leicht an sich selbst und glaubt, verrückt zu werden: Linderung verschafft Tai Ji-Qi Gong.

Tinnitus kündigt sich durch hohes Pfeifen, Zischen und Summen im Gehörgang an. Manchmal kommen auch hohe Piepsgeräusche hinzu. Mittelohrerkrankungen hingegen erkennt man an tiefen Summgeräuschen, einem Brausen und Rauschen im Ohr.

Auch »Captain Kirk« und »Mr. Spock« leiden an Tinnitus

An Tinnitus leiden auch zwei Schauspieler der Fernsehserie »Raumschiff Enterprise«, William Shatner (Captain Kirk) und Leonard Nimoy (Mr. Spock). Das Leiden von Leonard Nimoy wurde von einer Explosion während der Dreharbeiten von »Raumschiff Enterprise« verursacht. William Shatners Ohrensausen hingegen begann vor rund zehn Jahren. Damals kam ihm bei einem Strandspaziergang in Malibu das Meer »auf einmal viel lauter vor als sonst«. »Es hörte sich so an«, so Shatner, »als ob jemand das Radio angelassen hatte und statt dem Radioprogramm nur Piepsgeräusche aus dem Äther zu hören waren.« Shatner litt furchtbar unter dem Ohrenrauschen: Er konnte nicht mehr schlafen, sich auf nichts mehr konzentrieren, selbst seine Ehe ging wegen des Leidens in die Brüche. Sogar an Selbstmord dachte er. Die Ärzte waren machtlos, erst ein kleines Gerät, das ihm in der Universität von Maryland ins Ohr gesetzt wurde, brachte Linderung. Ganz geheilt aber ist William Shatner noch immer nicht, nach wie vor plagen ihn Anfälle von Tinnitus.

Übung

1 Klappen Sie beide Ohrmuscheln vor und zurück. Die Gehörgänge sind dabei von den Ohrmuscheln völlig bedeckt. Anschließend stecken Sie vorsichtig rechts und links einen Zeigefinger in den Gehörgang. Das oberste Fingerglied ist dabei nicht mehr zu sehen. Tief durch die Nase einatmen und die Finger zehnmal langsam hin und her drehen. Dabei ganz langsam durch die Nase ausatmen. Die Zeigefinger aus den Gehörgängen nehmen und drei bis vier Minuten tief durch die Nase ein- und ausatmen. Die Übung drei- bis fünfmal wiederholen.

Schlaflosigkeit

Millionen Menschen in der ganzen Welt leiden unter Schlaflosigkeit. Von den vielen Heilmitteln, die die Traditionelle Chinesische Medizin gegen die Schlaflosigkeit einsetzt, möchte ich die einfachste, eine spezielle Selbstmassage, vorstellen. Dabei sollten Kopf-, Ohren- und Nackenmassage nur tagsüber angewendet werden, die Bauch- und Fußmassage hingegen ist abends vor dem Schlafengehen wirkungsvoller.

Übung

Kopfmassage Reiben Sie die Handflächen so lange aneinander, bis sie gut erwärmt sind. Anschließend das Gesicht mit den warmen Handflächen 20-mal reiben. 30-mal den zwischen den Augenbrauen liegenden Akupunkt Yintang mit den Spitzen der beiden Mittelfinger massieren. Zum Schluss den Augenbrauenkamm jeweils 30-mal massieren, bis am massierten Punkt ein Gefühl von leicht ziehendem Schmerz und einer Schwellung entsteht.

Ohrenmassage Beide Ohrmuscheln mit Daumen und Zeigefinger 20-mal von oben nach unten massieren (der Daumen ist dabei hinten, der Zeigefinger vorn). Anschließend die Ohrläppchen auf dieselbe Weise 30-mal reiben, bis in den Ohren ein Gefühl der Wärme entsteht.

Nackenmassage Die Vertiefung neben dem Warzenfortsatz hinter dem Ohr (den so genannten Schlafpunkt) mit den Fingerkuppen der beiden Zeigefinger 20-mal kneten.

Bauchmassage Legen Sie sich auf den Bauch, und reiben Sie die Handflächen aneinander, bis sie warm sind. Anschließend den Bauch zuerst mit der linken Hand im Uhrzeigersinn, dann mit der rechten Hand gegen den Uhrzeigersinn massieren, jeweils 20-mal.

Die Leber ist ein sehr wichtiges Organ des menschlichen Körpers, da sie für den gleichmäßigen Fluss der Lebensenergie sorgt. Ist dieser gestört, wie beispielsweise bei einer Depression, kann Schlaflosigkeit die Folge sein.

Ursachen für Schlaflosigkeit

- Geistige Überanstrengung verzehrt das Qi.
- Blutmangel im Herzen schwächt die Herzfunktion und stört den Geist.
- Depressionen verursachen eine Störung des Qi in der Leber und beeinträchtigen die Fähigkeit, sich während des Schlafes zu regenerieren.

Fußmassage Zuerst ein heißes Fußbad (50° C) nehmen. Das Wasser sollte bis über die Knöchel reichen. Wenn die Füße rot sind, die Akupunkte Yongquan in der Mitte der Fußgewölbe massieren – durch den Druck wird die Funktion der Leber reguliert und der Magen gestärkt.

Schlaflosigkeit und Nervosität

Einschlaf- und Durchschlafstörungen gehören zu den am meisten verbreiteten Leiden unserer Zeit. Sorgen, Stress und Hektik, psychische Probleme und negatives Denken sind sehr oft die Ursachen.

Schlaflosigkeit und Nervosität können viele Ursachen haben. Ausgelöst werden sie meist durch Sorgen, Stress, negatives Denken oder Lärm und Hektik. Körper und Geist können sich nicht regenerieren, man fühlt sich kraftlos und unausgeglichen. Das Immunsystem wird geschwächt, und der Körper ist anfälliger für Krankheiten. Nach der Traditionellen Chinesischen Medizin werden die Befindlichkeitsstörungen durch Störungen der Leber-, Herz- und Nierenmeridiane verursacht. Häufig ist die Lebermeridianfunktion zu stark, während die Herz- und Nierenmeridiane nur eingeschränkt arbeiten. Die Folge sind Schwindel, Kopfschmerzen, Gedächtnisschwäche, Konzentrationsstörungen, Reizbarkeit, Aggressivität, Launenhaftigkeit, Verdauungsstörungen, Appetitlosigkeit, Impotenz und unregelmäßige Regelblutungen. Behoben werden können die Störungen durch die Regulierung der Lebermeridianfunktion und die Stärkung der Herz- und Nierenmeridiane.

Übung

1 Setzen Sie sich aufrecht auf einen Stuhl. Der Oberkörper lehnt dabei an der Stuhllehne. Die Hände liegen über Kreuz auf den Knien. Mit dem Oberkörper zuerst 36-mal nach links, dann 36-mal nach rechts kreisen.

2 Auf den Dan Tian-Punkt konzentrieren, der sich drei Fingerbreit unterhalb des Bauchnabels befindet (siehe Seite 13).

3 Die gestreckten Arme langsam heben und dabei überkreuzen. Dabei tief einatmen und die Muskeln am ganzen Körper anspannen. Die Übung 20-mal wiederholen (siehe Abbildung).

4 Die Hände wie zum Gebet falten und in den Nacken legen.

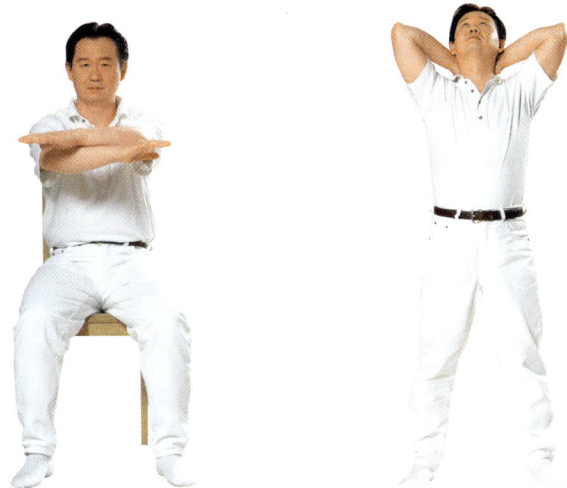

Beim tiefen Einatmen den Kopf und die Halswirbelsäule nach hinten neigen, Bauch und Nackenmuskulatur anspannen. Beim Ausatmen die Muskulatur lockern und entspannen. Die Übung 20-mal wiederholen (siehe Abbildung).

Schilddrüsenüberfunktion

Die Schilddrüsenüberfunktion führt zu einem Überschuss an Schilddrüsenhormonen (Thyroxin und Trijodthyronin) im Blut. Der Stoffwechsel des Körpers wird beschleunigt, und der Kranke verliert trotz guten Appetits an Gewicht, seine Schilddrüse ist häufig vergrößert. Er wird unruhig und nervös und leidet unter Schlafstörungen und Schlaflosigkeit. Hinzu kommen können Herzklopfen, Durchfall und Zittern der Hände. Die Körpertemperatur ist durch den beschleunigten Stoffwechsel meist erhöht, auch ein Kropf kann sich herausbilden.

Nach der Traditionellen Chinesischen Medizin liegt bei der Schilddrüsenüberfunktion eine Immunschwäche des Körpers vor. Die Harmonie der Leber- und Gallenmeridiane ist empfindlich gestört. Die Krankheit kann erblich bedingt sein oder durch seelische Traumata ausgelöst werden. Frauen zwischen dem 20. und 40. Lebensjahr leiden besonders häufig unter dieser Krankheit.

Menschen, die an einer Schilddrüsenüberfunktion leiden, stehen immer unter Volldampf. Sie leiden häufig unter Schlaflosigkeit und Nervosität, sind reizbar und »fahren schnell aus der Haut«.

73

Übung

1 Die Füße stehen dicht beieinander. Die Knie sind leicht nach vorn gebeugt. Sie stehen aufrecht und gerade. Sie lächeln und sind positiv und fröhlich gestimmt.

2 Machen Sie mit den Armen Schwimmbewegungen wie ein Frosch. 24-mal nach vorn und 24-mal nach hinten kreisen.

3 Während des Armkreisens bewegen Sie Kopf und Hals nach vorn und hinten. Die Beine bleiben leicht gebeugt.

4 Führen Sie beide Hände langsam hinter dem Rücken zusammen. Bleiben Sie eine Minute in dieser Position.

Arthrose und Schulterschmerzen

Von Arthrose sind vorwiegend Personen mittleren bis höheren Alters betroffen. Frauen erkranken häufiger als Männer.

Bei der Arthrose wird der Gelenkknorpel immer dünner. Die Folge sind Knochenwucherungen an den Gelenkrändern. Durch Fehlbelastung können Schäden an Sehnen und Bändern auftreten. Die Muskulatur kann sich reflektorisch verkrampfen. Häufig entzündet sich auch die Gelenkschleimhaut. Arthrose ist immer sehr schmerzhaft, ein wichtiges Symptom ist der Anlaufschmerz, der hauptsächlich morgens auftritt. Es kann auch zu schmerzhaften Bewegungseinschränkungen kommen.

Nach der Traditionellen Chinesischen Medizin wird die Arthrose durch Harmoniestörungen der Herz- und Dünndarmmeridiane verursacht.

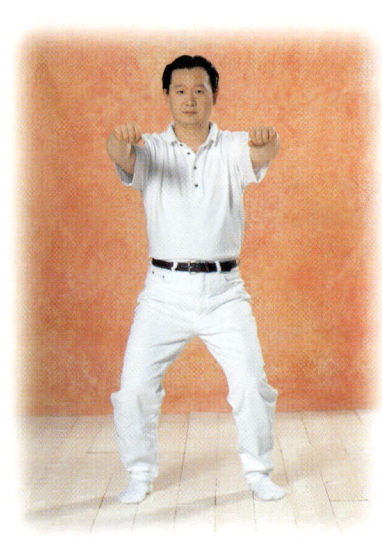

Übung

1 Nehmen Sie die Ausgangsposition ein. Sie sind ganz ruhig. Die Zunge berührt den oberen Gaumen. Die Knie zeigen nach außen.

2 Nehmen Sie eine Haltung wie beim Reiten ein. Die Hände zu Fäusten schließen und sie langsam nach vorn heben. Die Arme langsam wieder senken, dabei ganz tief einatmen (siehe Abbildung).

3 Die Finger wie zum Gebet falten. Die Hände nach außen drehen und die Finger dabei strecken. Dabei ausatmen. Die Hände in dieser Haltung zuerst so weit es geht nach oben heben, dabei tief einatmen, dann die Hände langsam nach unten zum Unterleib senken, dabei tief und langsam ausatmen.

4 Mit den Händen schwingen, dabei abwechselnd den rechten und linken Fuß heben. Die Übung 24-mal wiederholen.

Haarausfall

Der Haarausfall ist ein mit zunehmendem Alter weit verbreitetes Problem. Ausgelöst wird er häufig durch Infektionen der Kopfhaut oder Schilddrüsenerkrankungen. Nach der Traditionellen Chinesischen Medizin sind Funktionsstörungen der Nieren die Ursache für Haarausfall.

Übung

1 Die Hände mit Gurkenwasser waschen und so zusammenführen, dass sich die Daumen berühren.

2 Stellen Sie sich vor, Ihr Kopf ist von intensivem gelbem Licht umgeben. Atmen Sie tief ein, und stellen Sie sich vor, wie das Licht in Ihren Kopf einströmt. Beim Ausatmen strömt das Licht ganz langsam wieder aus.

3 Sammeln Sie sich und werden Sie ganz ruhig. Konzentrieren Sie sich fünf Minuten nur auf Ihren Atem.

4 Die Hände vor der Brust zusammenführen (Buddha-Haltung). Konzentrieren Sie sich ganz auf Ihre Haarwurzeln. Anschließend sagen Sie leise die Worte: Chang-Chang-Chang.

5 Die Hände aneinander reiben, bis sie ganz warm sind und leicht kribbeln. Anschließend mit den Fingern die Haare und die Kopfhaut drei Minuten lang kämmen.

Halswirbelsäulen-Schmerzen

Betroffen sind häufig Menschen, die viel am Schreibtisch sitzen und sich wenig bewegen. Durch das lange Sitzen werden die Nerven am Halswirbel komprimiert, die Schmerzen strahlen in die Hals-Wirbelsäule, in die Schultern, oft auch in die Oberarme aus. Kraftlosigkeit in den Armen ist ein weiteres Symptom.

Die Ursachen des Haarausfalls sind noch immer nicht mit letzter Sicherheit geklärt. Beim kreisförmigen Haarausfall etwa fallen ohne erkennbare äußere Ursachen an einzelnen Bezirken der Kopfhaut die Haare aus. Meist wachsen die Haare in einigen Monaten wieder nach.

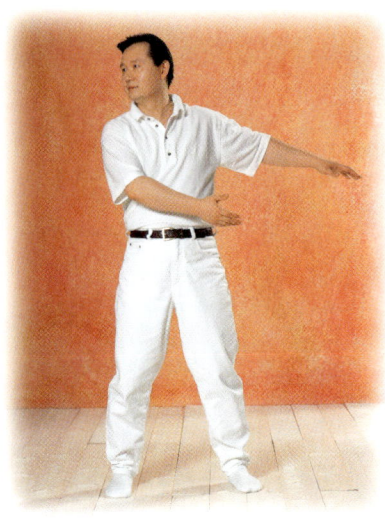

Nach der Traditionellen Chinesischen Medizin werden Hals-Wirbelsäulenschmerzen durch Stress und einseitige Belastung des Du-Meridian verursacht.

Übung

1 Gehen Sie in den schulterbreiten Stand.

2 Beide Hände nach links schwingen, dabei den Kopf zur rechten Seite drehen (siehe Abbildung).

3 Führen Sie die Hände hinter den Rücken und legen Sie sie auf die Nieren. Tief einatmen und Kopf und Hals nach hinten beugen. Atmen Sie aus und neigen Sie Kopf und Hals wieder nach vorn.

4 Einatmen. Dabei die linke Hand nach oben strecken, die rechte nach unten. Beim Ausatmen die Hände übereinander vor den Bauch halten.

Kopfschmerzen

Untersuchungen zufolge leiden 96 Prozent der Bevölkerung unter Kopfschmerzen, wobei Spannungskopfschmerzen und Migräne am häufigsten sind.

Bei Kopfschmerzen können die Ursachen so unterschiedlich sein wie die Schmerzen selbst. Ist der Kopfschmerz eine Reaktion auf organische Erkrankungen, dann können zum Beispiel Gefäßerkrankungen, Stoffwechselstörungen, Infektionskrankheiten, Kopfverletzungen oder Gehirntumoren die Auslöser sein; Kopfschmerzen können aber auch die Folge allgemeiner Erschöpfung oder einer psychischen Überforderung sein. Nach der Traditionellen Chinesischen Medizin werden Kopfschmerzen durch Störungen im Energiefluss von Herz-, Blasen-, Gallenblasen- oder Lebermeridian verursacht.

Übung

1 Setzen Sie sich auf einen Stuhl, Ober- und Unterschenkel bilden im Knie einen rechten Winkel, die Füße berühren mit der ganzen Sohle den Boden.

2 Legen Sie die Hände in Höhe des Nabels übereinander auf den Bauch. Bei Frauen liegt die linke Hand über der rechten Hand, bei Männern die rechte über der linken Hand. Bleiben Sie

eine Minute in dieser Position, und entspannen Sie sich. Sie sind ruhig und gelassen. Schließen Sie die Augen, und atmen Sie tief und ruhig durch die Nase ein und aus.

3 Reiben Sie die Handflächen aneinander, bis sie warm sind und leicht kribbeln. Legen Sie die Hände mit der warmen Handmitte an den äußeren Rand der Augenbrauen, so dass die Finger die Schläfen bedecken. Atmen Sie dabei langsam ein, beim langsamen Ausatmen geben Sie wie eine Schlange Zischgeräusche »sssss« von sich. Die Übung zehnmal wiederholen. Je langsamer Sie sie ausführen, desto besser wirkt sie.

4 Reiben Sie die Handflächen erneut aneinander, bis sie warm sind. Legen Sie nun eine Hand auf den Nacken, die andere legen Sie auf den Kopf. Bei Frauen liegt die rechte Hand auf dem Nacken und die linke auf dem Kopf, bei Männern ist es genau umgekehrt. Tief und langsam durch die Nase einatmen, dabei entspannen und mit einem langen Ton »mimimi« ausatmen. Wiederholen Sie die Übung zehnmal.

5 Reiben Sie die Handflächen erneut aneinander, bis sie warm sind. Kreuzen Sie die Hände vor der Brust, und legen Sie sie auf die Brust. Bei Frauen liegt dabei die rechte Hand etwas weiter unten und die linke Hand etwas weiter oben, bei Männern ist es genau umgekehrt. Wieder tief durch die Nase einatmen und mit dem Ton »haaaa« ausatmen. Formen Sie die Hand zu einer Tatze, und klopfen Sie mit ihr leicht den Kopf ab.

Niedriger Blutdruck

Eine der Hauptursachen für Kreislaufstörungen ist der niedrige Blutdruck. Bei Menschen, die unter Hypotonie leiden, sackt ein Großteil des Blutes in die Venen, während vorübergehend zu wenig Blut zum Herzen zurückgepumpt wird. Blutdruckwerte von weniger als 100/80 Millimeter Quecksilber auf dem Manometer des Blutdruckmessgerätes sind die Folge. Nach der Traditionellen Chinesischen Medizin liegt bei Hypotonie eine Schwäche des Herz- und Nierenmeridians vor. Schwindel, Drehschwindel, Müdigkeit, Schlaf- und Konzentrationsstörungen sind die Hauptsymptome.

Bei niedrigem Blutdruck helfen stabilisierende Maßnahmen wie regelmäßige Bewegung oder Wasseranwendungen. Sehr gut sind Wechselduschen.

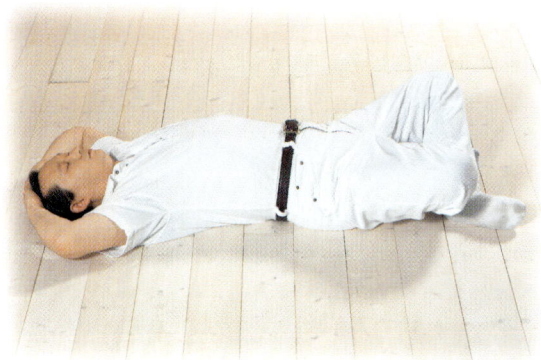

Übung

1 Legen Sie sich auf den Rücken. Die Arme liegen seitlich am Körper. Atmen Sie tief ein und sammeln Sie sich. Beim Ausatmen konzentrieren Sie sich auf Ihren ganz entspannten Körper. In dieser Position eine Minute lang bleiben und entspannen.

2 Legen Sie beide Hände auf den Baihui-Punkt (Mitte des Kopfs, Kopfspitze, siehe Seite 14). Den Punkt mit beiden Händen kreisförmig massieren, erst zehnmal links herum, dann zehnmal rechts herum (siehe Abbildung).

3 Anschließend das Kinn mit beiden Händen nach oben schieben. Atmen Sie dabei tief ein, und stellen Sie sich vor, wie sich der Blutdruck langsam erhöht. Beim Ausatmen entspannen und an etwas Schönes denken.

4 Die Hände übereinander auf das Brustbein, auf den so genannten Tanzhong-Punkt legen. Den Kopf dabei abwechselnd langsam nach rechts und links drehen.

Herzrhythmusstörungen

Mit Herzrhythmusstörungen gehen häufig Herzstolpern, unregelmäßiger Pulsschlag, Herzrasen, aber auch ein zu langsamer Puls einher.

Nach der Traditionellen Chinesischen Medizin werden Herzrhythmusstörungen durch eine Störung des Herz-, Lungen- und Nierenmeridians verursacht. Auslöser sind häufig Depressionen, psychische Probleme, Ernährungsfehler und Nierenschwäche. Tai Ji-Qi Gong stärkt den Blutkreislauf, lindert Schmerzen und senkt die Belastung des Herzens.

Übung

1 Setzen Sie sich mit geschlossenen Beinen auf einen Stuhl. Stellen Sie nun die Beine schulterbreit auseinander, und drehen Sie die Fußspitzen nach innen. Die Handflächen zeigen nach oben und liegen auf den Oberschenkeln.

2 Fünfmal tief ein- und ausatmen. Anschließend in kurzen Zügen einatmen und langsam und tief ausatmen, dabei entspannen.

3 Konzentrieren Sie sich auf den Laogong-Punkt in der Mitte der Handflächen. Die Hände zusammenlegen und auf- und zuklappen. Auf beide Laogong-Punkte konzentrieren. Die Augen schließen, ruhig ein- und ausatmen (siehe Abbildung).

4 Legen Sie die rechte Hand auf das Brustbein, die linke Hand auf den Bauchnabel. Normal atmen.

5 Erst die Hände, dann das Gesicht reiben. Dabei fünfmal tief ein- und ausatmen.

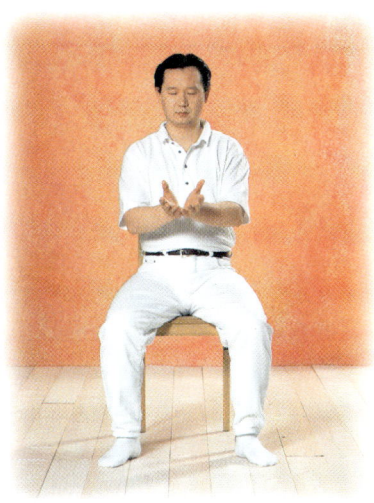

Diabetes

Nach der Traditionellen Chinesischen Medizin wird Diabetes durch eine Schwäche des Dünndarm-, Dickdarm- und Lebermeridians verursacht. Ausgelöst wird Diabetes häufig durch unmäßiges Essen und Trinken, zu viel Sex und eine unausgeglichene Psyche. Der Körper verliert zu viel Yin. Hunger, erhöhter Flüssigkeitsbedarf, erhöhte Urinausscheidung, Erschöpfung, Konzentrationsstörungen und zu viel Zucker im Blut sind die wichtigsten Symptome. Durch Tai Ji-Qi Gong wird die Yin-Energie im Körper erhöht.

Diabetiker leiden häufig unter Müdigkeit, Abgeschlagenheit und Leistungsschwäche. Typisch ist auch eine erhöhte Urinausscheidung.

Übung

1 Gehen Sie vor dieser Übung auf die Toilette. Bei starkem Durstgefühl sollten Sie mineralarmes Wasser ohne Kohlensäure oder ein bis zwei Tassen Pu Erh-Tee trinken.

2 Setzen Sie sich auf ein Bett. Das rechte Bein anwinkeln, das linke bleibt gestreckt. Die Hände auf die Knie legen.

3 Atmen Sie ein, und konzentrieren Sie sich dabei auf den Bauchnabel. Stellen Sie sich vor, wie durch den Bauchnabel Yin-Energie in den Körper fließt. Atmen Sie stoßweise aus.

4 Das linke Bein anwinkeln, das rechte Bein strecken. Die Hände liegen auf den Knien. Auf den Punkt zwischen den Augenbrauen konzentrieren (»Das Dritte Auge«). Atmen Sie tief ein und stellen Sie sich vor, wie die Yin-Energie durch das »Dritte Auge« in den Körper fließt. Stoßweise ausatmen.

5 Die Hände reiben, bis sie warm sind. Anschließend übereinander auf den Xia Dan Tian-Punkt legen (drei Fingerbreit unterhalb des Bauchnabels).

Hämorrhoiden

Oft machen Hämorrhoiden über lange Zeit keine Beschwerden, bis sie durch Brennen, Jucken und ein drückendes Gefühl im unteren Darmbereich lästig werden. Typische Anzeichen sind helle Blutungen, Nässe und wunde Stellen.

Mastdarmkrampfadern, so genannte Hämorrhoiden, entstehen, wenn sich die Venen am unteren Mastdarm und After entzünden. Verursacht werden sie häufig durch Übergewicht, zu langes Sitzen oder Stehen oder durch eine Schwangerschaft. Unmäßiges Essen und Trinken, Verstopfung und sehr scharfes Essen können ebenfalls die Ursache sein. Schmerzen beim Stuhlgang und Blut im Stuhl sind die wichtigsten Symptome.

Durch Tai Ji-Qi Gong wird der Blutkreislauf gestärkt, die betroffenen Stellen werden besser durchblutet. Auch eine Ernährungsumstellung kann helfen. Frische, ballaststoffreiche und leichte Kost regt die Verdauung an. Ideal sind Obst, Gemüse, Salate, Vollkornbrot, Haferflocken, Müsli, Nüsse und Trockenobst. Fett, Fleisch, weißes Mehl, Alkohol, Geräuchertes und Süßes hingegen sollte nur in Maßen genossen werden. Wichtig ist auch die ausreichende Flüssigkeitszufuhr: Trinken Sie bis zu zwei Liter täglich. Optimal sind Mineralwasser, Kräutertee, ungesüßte Frucht- und Gemüsesäfte und chinesischer Pu Erh-Tee. Achten Sie außerdem darauf, dass Sie möglichst regelmäßig und zur gleichen Zeit auf die Toilette gehen, und nehmen Sie sich genügend Zeit dafür. Ihre Darmmuskulatur muss sich erst lockern, ehe die natürlichen Bewegungen einsetzen können.

Übung

1 Legen Sie sich auf ein Bett, und gehen Sie in den Vierfüßlerstand. Die Hände dabei zu Fäusten schließen. Fünfmal ein- und ausatmen. Konzentrieren Sie sich ganz auf die Hämorrhoiden, und stellen Sie sich vor, wie sie sich zurückbilden.

2   Atmen Sie ein, und spannen Sie die Schließ- und Bauchmuskeln an. Fünf Sekunden in dieser Position bleiben. Ausatmen, entspannen und die Muskulatur lockern.

3   Stehen Sie auf, und klopfen Sie abwechselnd im schnellen Wechsel mit der rechten und linken Hand auf die betroffene Stelle, denken Sie dabei intensiv an die Hämorrhoiden.

4   Die Hände falten und hinter den Kopf legen. Einatmen und auf die Zehenspitzen stellen. Dabei den Schließmuskeln anspannen. Atmen Sie aus, rollen Sie die Fußsohlen ab, und lockern Sie die Muskulatur.

Brustkrebs

Von allen Krebserkrankungen erkranken Frauen am häufigsten an Brustkrebs. Meist werden Frauen zwischen 40 und 60 Jahren davon befallen. Knoten in der Brust und angeschwollene Lymphknoten unter der Achsel sind die Hauptsymptome. Außerdem kann es zu Rötungen und Einziehungen der Haut oder der Brustwarze kommen. In manchen Fällen sondert die Brustwarze auch eine blutige oder wässrige Flüssigkeit ab. Verursacht wird Brustkrebs durch Störungen des Du-Meridians und des Nierenmeridians. Tai Ji-Qi Gong kann als Vorbeugemaßnahme, aber auch als Begleittherapie eingesetzt werden.

Übung

1   Setzen Sie sich auf den Boden. Falten Sie die Hände vor der Brust, und klappen Sie sie auf und zu.

2   Konzentrieren Sie sich auf die betroffene Brust. Die Hände zur erkrankten Brust führen und jeweils 20-mal nach außen und nach innen drehen.

3   Stehen Sie auf, und stellen Sie die Füße schulterbreit auseinander. Abwechselnd und in schnellem Wechsel mit der rechten Hand auf die linke Schulter und mit der linken Hand auf die rechte Schulter klopfen.

4   Legen Sie die Hände auf die Brüste, und halten Sie sie. Den Kopf dabei wie eine Schildkröte nach vorn und hinten bewegen.

Die Brustabtastung ist ein wichtiger Bestandteil der Vorsorgeuntersuchungen beim Gynäkologen. Ihr Frauenarzt kann Ihnen auch erklären, worauf Sie dabei achten müssen und wie das Gewebe der Brust aufgebaut ist, so dass Sie selbst die Brüste regelmäßig auf Knoten abtasten können.

Ein Qi Gong-Meister in Deutschland

Dr. Li Wu, geboren in Xian, der Hauptstadt des alten China, wurde schon als fünfjähriger Junge ausgewählt, um am weltberühmten Shaolin-Kloster in der Provinz Henan ausgebildet zu werden. Später studierte er an der hoch angesehenen Universität für Naturwissenschaften und Technik in Beijing sieben Jahre Traditionelle Chinesische Medizin, um nach Abschluss seiner Doktorarbeit 1993 nach Deutschland zu kommen. An der Universität in Passau nahm er weitere Studien der Psychologie und der Germanistik auf. In Deutschland als Heilpraktiker zugelassen, betreibt er seit 1997 in München-Bogenhausen mit großem Erfolg eine Naturheilpraxis. Li, der mit einer Deutschen verheiratet ist, ist Vorstandsmitglied des Naturwissenschaftlichen Forschungsverbandes China und des Chinesischen Huang-han-Medizinerverbandes. In China zählt er zu den bedeutendsten Qi Gong-Meistern der Gegenwart.

Das Shaolin-Kloster

Dr. Li Wu verbringt jedes Jahr einen Monat in seiner chinesischen Heimat, um sich bei seinem Meister im Kloster der Shaolin-Mönche fortzubilden. Von den Tausenden von Bewerbern dürfen nur eine Handvoll Auserwählte im Kloster einen Teil ihrer Grundausbildung zum Arzt für Traditionelle Chinesische Medizin (TCM) absolvieren. Hier erhalten sie auch ihre Ausbildung

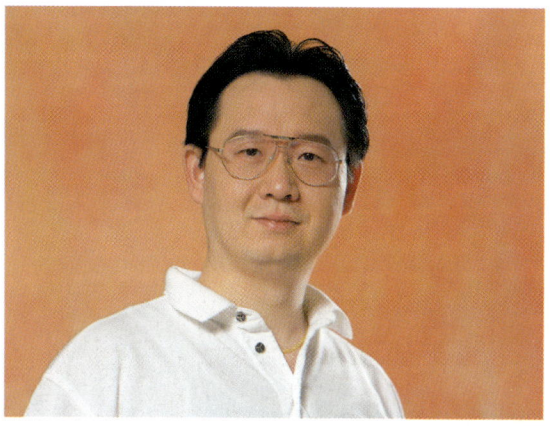

Dr. Li ist Arzt für Traditionelle Chinesische Medizin.

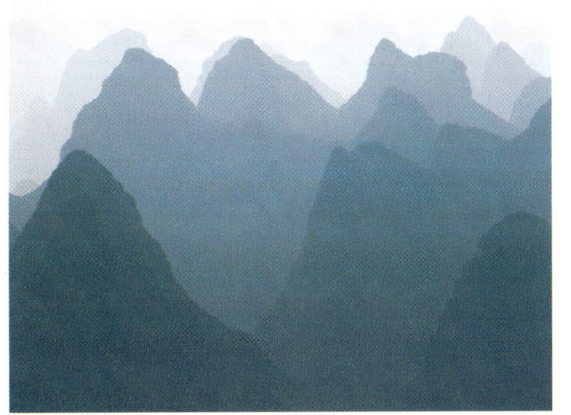

zum Qi Gong-Meister, von denen es heute im modernen China nur noch sehr wenige gibt. Schon immer zählten die Shaolin-Schüler zur Elite unter den chinesischen Ärzten. Spektakulär sind oft auch ihre Heilerfolge, selbst Wissenschaftler, die sonst nur wenig von der alten chinesischen Medizin verstehen, sprechen staunend von Wundern. Wunder, so sagt Li, wenn man ihn auf seine Heilerfolge anspricht, Wunder vollbringe er nicht. Aber sein Ansatz sei eben ein ganz anderer als der der westlichen Schulmedizin, und deshalb erscheine manches Ergebnis wie ein Wunder.

Die innere Mitte finden

Im Shaolin-Kloster hat Li als erstes Konzentrationsübungen erlernt, die

Li Wu besucht seine Heimat regelmäßig.

nur ein Ziel haben: die innere Mitte zu finden.

»Konzentriere dich auf das innere Gleichgewicht«, sagte der Meister zu dem fünfjährigen Jungen, bevor er mit der Ausbildung begann. »Konzentriere dich auf links und rechts, auf oben und unten, auf zu viel und zu wenig. Dann wird dein innerer Schwerpunkt von ganz allein«, er zeigte dabei auf seinen Solarplexus, das Sonnengeflecht, »in die Mitte gerückt.«

Zur Natur finden

Während der Ausbildung legte Lis Meister großen Wert darauf, dass Li

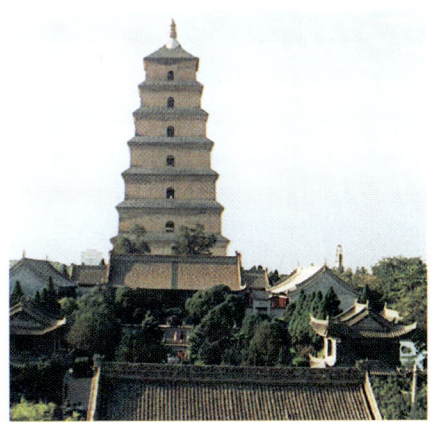

Qi strömt überall – im Fluss, in den Bergen, im Menschen …

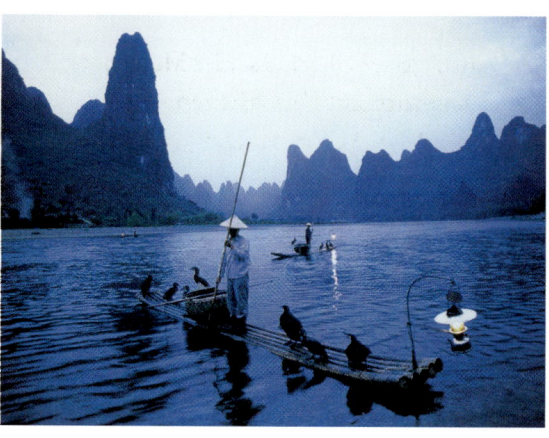

Wu Tag für Tag bei Sonnenaufgang seine Meditationsübungen durchführte – damit er, wie er sagte, lerne, den Wechsel der Jahreszeiten zu erspüren. Zwar hatte der kleine Li auch zuvor schon die Jahreszeiten beobachtet, doch wie ein Morgen im Winter, Frühling, Sommer und Herbst riecht, war ihm nicht so richtig bewusst gewesen. Er lernte auch, welche Muster das Sonnenlicht zeichnet und wie sich die Farben der Natur täglich verändern. Diese Erfahrungen waren sehr wichtig für Li: »Ich atmete die Gesetze der Natur förmlich ein, erkannte das Wechselspiel von Yin und Yang, spürte, dass ich ein Teil des Ganzen bin und dass es mir niemals gelingen würde, mein Leben isoliert von meiner Umwelt zu führen. Mein Meister sagte immer: In einem ausgeglichenen Leben beeinflussen sich Geist, Körper und die Natur. Wenn du nur eines vernachlässigst, vernachlässigst du alles!«

Das Qi erkennen

Li machte seine Übung jeden Tag zur gleichen Zeit – ob es regnete oder schneite, bei sengender Hitze und bei Eiseskälte. »Auf diese Weise gewöhnt sich dein Körper an die Natur, und du verlierst deine Angst vor ihr«, sagte Lis Meister. Li spürte schon bald am eigenen Körper, wie wichtig es ist, dass sich der Körper abhärtet und widerstandsfähiger gegen die Einflüsse von außen wird. Und er lernte auch, das Qi zu erkennen und wahrzunehmen. In jedem Körper, so erklärte ihm sein Meister, zirkuliert das Qi, die Lebensenergie, durch die unsichtbaren Kanäle, die Meridiane. Leben heißt: In jedem Teil des Körpers fließt das Qi. Sterben heißt: Dem Körper geht das Qi verloren. In einem gesunden Körper fließt das Qi ungehindert und frei. Das Qi ist wie das Wasser in einem Bach. Ist der Bach voll Wasser und fließt es ungehindert, ist man gesund. Jeder Überfluss oder Mangel an Qi verursacht Krankheiten – so wie ein Bach Verwüstungen anrichtet, wenn er über seine Ufer tritt oder Erde und Pflanzen verdorren lässt, wenn er zu wenig Wasser hat.

Tai Ji und Qi Gong

Der junge Li lernte: Durch Tai Ji- und Qi Gong-Übungen wird das Qi in Fluss gebracht. Er lernte, wie man förmlich spüren kann, wie das Qi fließt. Und er lernte: Nach dem Üben fühlt man sich befreit und glücklich und wunderbar entspannt. Schon bald wurde ihm bewusst, dass er diese Erkenntnisse anderen Menschen nahebringen musste. Denn eines war dem jungen Li schon im Kindesalter klar: Er würde einmal Arzt werden.

Der erste Schritt

Dr. Li empfiehlt seinen Patienten und den Lesern dieses Buches als ersten Schritt in ein besseres, gesünderes Leben: »Nehmen Sie sich jeden Morgen eine Viertelstunde Zeit, öffnen

Sie das Fenster, und setzen Sie sich im Schneidersitz auf den Boden. Verschränken Sie die Arme, atmen Sie tief und ruhig, und konzentrieren Sie sich ganz auf Ihre innere Mitte. Mehr nicht – das ist der Anfang. Und beginnen Sie erst später mit Tai Ji. Lassen Sie sich Zeit, und setzen Sie sich niemals unter Druck!«

Das Kapitel »Duftendes Qi Gong« in diesem Buch stammt von Lis Mutter, Jiao Fenè, Professorin für Germanistik an der Universität für Fremdsprachen in Xian. Frau Jiao ist ausgebildete Qi Gong-Meisterin und eine der wenigen Frauen, die in China diesen Titel führen dürfen. Mit ihren Veröffentlichungen über das »Duftende Qi Gong« hat sie im Reich der Mitte für großes Aufsehen gesorgt.

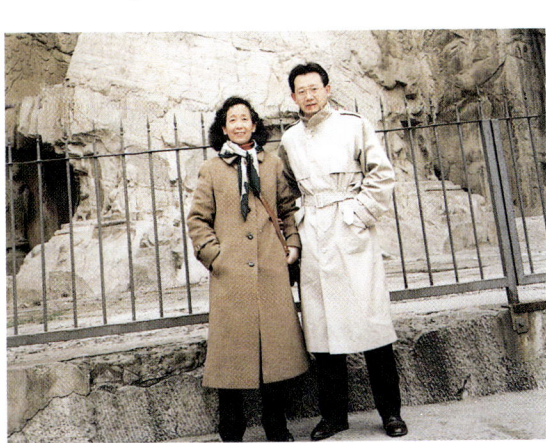

Li Wu mit seiner Mutter, Jiao Fenè.

Das Duftende Qi Gong-Xianggong

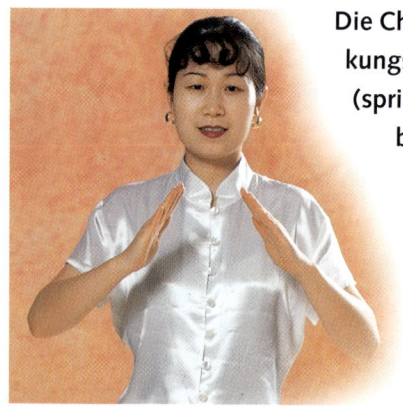

Die Chinesen kennen viele Arten des Qi Gong. Eines der wirkungsvollsten ist das Duftende Qi Gong, auch Xianggong (sprich »Tschianggung«) genannt. Obwohl es erst seit 1988 bekannt ist, hat es sich in den vergangenen Jahren sehr schnell im Reich der Mitte ausgebreitet. Allein in China wird das Duftende Qi Gong von über 20 Millionen Menschen ausgeübt. Das Wunderbare am Xianggong ist, dass man nach den Übungen wie ein Baby duftet, das nach Milch riecht.

Obwohl das Duftende Qi Gong erst vor zehn Jahren an die Öffentlichkeit gelangte, erfreut es sich in China und in anderen Ländern großer Beliebtheit. Seine weite Verbreitung verdankt es seinen leicht nachzuvollziehenden Übungen, die auch ältere Menschen leicht erlernen können.

Die Vorzüge des Duftenden Qi Gong

☯ Durch seinen leicht nachzuvollziehenden Bewegungsaufbau ist das Duftende Qi Gong-Xianggong auch von älteren Menschen und von Personen, die sich selbst als völlig unsportlich bezeichnen, leicht und schnell zu erlernen.

☯ Man kann beim Üben seinen Gedanken freien Lauf lassen und muss sich nicht wie bei den traditionellen Qi Gong-Übungen auf eine ganz bestimmte Vorstellung konzentrieren.

☯ Xianggong ist so unkompliziert, dass man es eigentlich immer üben kann – während man spricht, beim Musikhören oder Fernsehen, an der Supermarktkasse oder an der Bushaltestelle. Je entspannter und lockerer man ist, desto besser. Xianggong klappt immer, man braucht keine Angst haben, abgelenkt zu werden. Beim Xianggong kann nichts dazwischen kommen.

☯ Man kann den Atem frei fließen lassen und muss ihn nicht den Bewegungen der Übungen anpassen.

☯ Das Duftende Qi Gong stärkt nicht nur das Wohlbefinden, es verfügt auch über eine große Heilkraft. In China wird es zur Vorbeugung und Heilung zahlreicher Krankheiten eingesetzt.

Die großen Meister des Duftenden Qi Gong

Der große Meister des Chinesischen Duftenden Qi Gong heißt Tian Ruisheng. Er ist in Luoyang in der Provinz Henan zu Hause. Als er zwölf Jahre alt war, litt er an einer sonderbaren Krankheit: Seine Haut fiel förmlich von seinem Körper ab. Seine Eltern aber waren zu arm, um Medizin zu kaufen. Doch Tian Ruisheng hatte Glück: Der große Meister Shiwukong heilte ihn und rettete ihm damit das Leben. Und er lehrte seinem Zögling Tian Ruisheng, den er liebgewonnen hatte, das Duftende Qi Gong. Außerdem erlaubte er ihm, in 50 Jahren den Menschen das Xianggong zu lehren. Er schenkte ihm auch den Namen »Shijiakai« und ernannte ihn zum 13. Meister des Qi Gong.

Tian Ruisheng übte Tag für Tag, Jahr für Jahr das Chinesische Duftende Qi Gong. 50 Jahre vergingen. Der große Tag kam, an dem Tian Ruisheng die Menschen Xianggong lehren durfte. Seither hat diese Technik viele Anhänger gefunden. In über 50 Ländern gibt es Klubs, die Xianggong lehren. Besonders beliebt ist Xianggong in Amerika, England, Frankreich, Kanada, Italien, Australien, Japan, Russland und in der Mongolischen Volksrepublik.

Das Xianggong heilt die Krankheiten der Menschen und schenkt ihnen Gesundheit und Lebensfreude. In China wird der große

Zur Verbreitung und Pflege des Duftenden Qi Gong wurden in über 50 Ländern Xianggong-Klubs gegründet. Besonders beliebt sind die Übungen in Amerika und in Kanada.

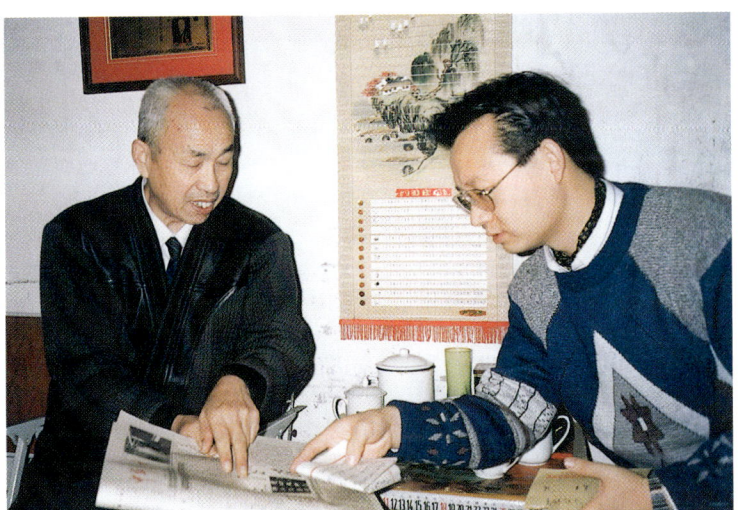

Tian Ruisheng ist der große Meister des chinesischen Duftenden Qi Gongs. Aus eigener Erfahrung weiß er, welche heilenden Kräfte durch Qi Gong erschlossen werden können.

Meister Tian Ruisheng von vielen Menschen verehrt und geliebt, sie nennen ihn den »Lebenden Buddha unserer Zeit«.

Über das Üben

Im Grunde können alle Erwachsene und Kinder ab fünf Jahren das Xianggong erlernen.

Beim Duftenden Qi Gong-Xianggong sind bestimmte Regeln bezüglich des Übungsortes, der Zeit und der Dauer der Übungseinheiten einzuhalten.

Nicht üben dürfen
- Kinder, die an Hyperkinese leiden (hyperaktive Kinder)
- Menschen, die an schweren Herzerkrankungen und Infektionskrankheiten leiden
- Schwangere Frauen (ab dem sechsten Monat)
- Geisteskranke Menschen

Wann und wo sollte man nicht üben?
- 20 Minuten vor oder nach den Mahlzeiten
- Bei Sonnen- und Mondfinsternis
- Während eines Gewitters
- Wenn man schlecht gelaunt, sehr zornig oder angetrunken ist
- An gefährlichen Orten – wie z. B. an Straßen, an Uferböschungen, unter Hochspannungsleitungen
- Bei Regen, Nebel oder starkem Wind im Freien
- In Räumen mit Klimaanlagen oder Ventilatoren
- Im Durchzug
- Im Freien nachts oder vor der Morgendämmerung
- In Einöden oder Friedhöfen
- An schmutzigen Orten

Der beste Ort
Im Grunde kann man überall üben. Am besten eignet sich ein schön gelegener Ort in der freien Natur mit viel frischer Luft. Sie können aber auch in der Wohnung, in Zügen, Flugzeugen oder auf Schiffen üben.

Die beste Zeit

Es ist sinnvoll, täglich zweimal zu üben (morgens und abends). Die Übungen dauern 15 bis 20 Minuten, ältere Menschen können die Übungen auch langsamer ausführen. Führen Sie jede Übung mindestens 36-, aber höchstens 54-mal aus, und achten Sie dabei darauf, dass Sie die Reihenfolge der Übungen strikt einhalten.

Allein oder in der Gruppe üben

Sie können allein oder in einer Gruppe üben. Besser aber ist das Üben in der Gruppe. Bei vielen Menschen ist das Energiefeld besser und stärker, und auch die Übungen wirken besser. Üben Frauen und Männer gemeinsam, ergänzen sich Yin- und Yang-Energien.

Empfindungen beim Üben

Beim Üben können Körperreaktionen wie Gähnen, Schwitzen, Aufstoßen, Tränenfluss, Zittern oder Blähungen auftreten. Lassen Sie diese Erscheinungen zu, sie sind gut und nützlich. Sie befreien Ihren Körper von Giften und Beschwerden, die sich angestaut haben. Nach dem Üben werden Sie sich sehr viel besser fühlen.

Die starken Körperreaktionen, die häufig beim Qi Gong-Üben zu beobachten sind, werden durch die verstärkte Produktion von Magensäften und Hormonen ausgelöst.

Welche Krankheiten kann man lindern?

- Herz- und Kreislauferkrankungen
- Erkrankungen des Verdauungstrakts
- Asthma bronchiale
- Rheuma
- Bluthochdruck
- Übergewicht
- Hauterkrankungen
- Augenerkrankungen
- Tumorerkrankungen im Anfangsstadium
- Erkältungskrankheiten oder Bronchitis
- Venenleiden
- Kopfschmerzen und Migräne

Xianggong hilft auch nach Schlaganfällen. In diesem Fall können die Übungen auch sitzend ausgeführt werden.

Übungen der Grundstufe

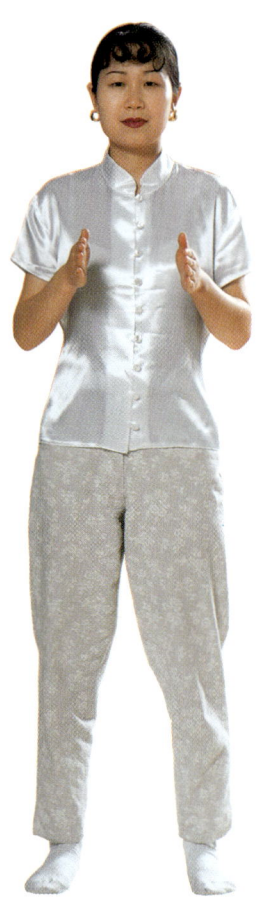 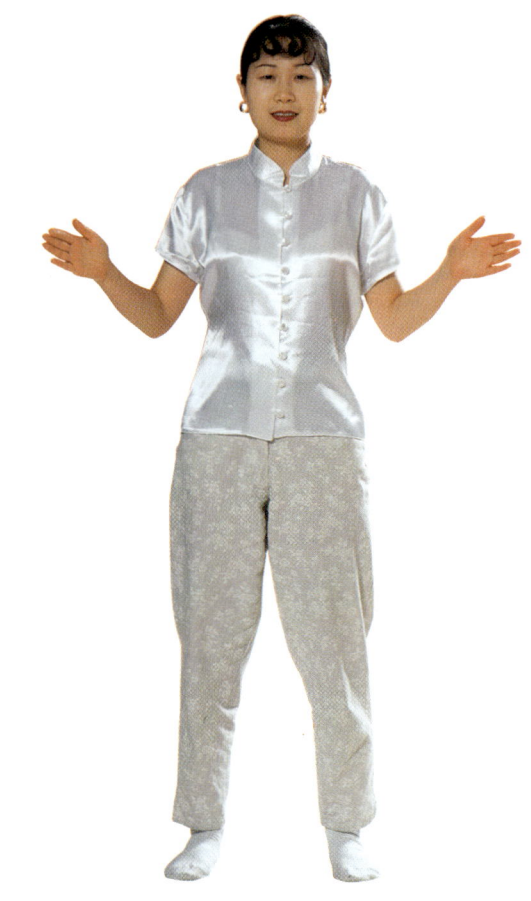

Grundhaltung

Gehen Sie in den schulterbreiten Stand. Der ganze Körper ist locker und entspannt. Sie sind heiter und entspannt und lächeln. Sie schauen geradeaus. Die Handflächen zeigen zueinander. Die Hände fünf- bis zehnmal vor der Brust öffnen.

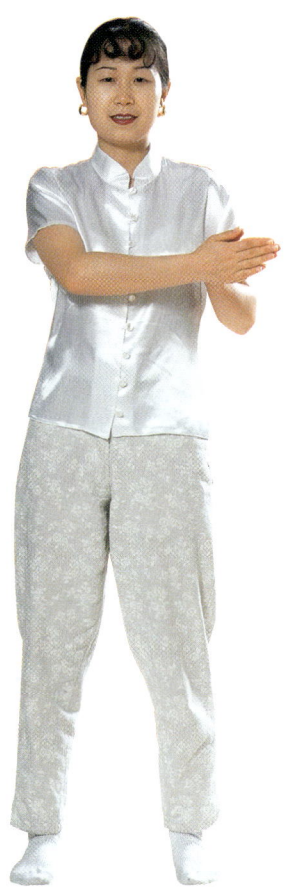 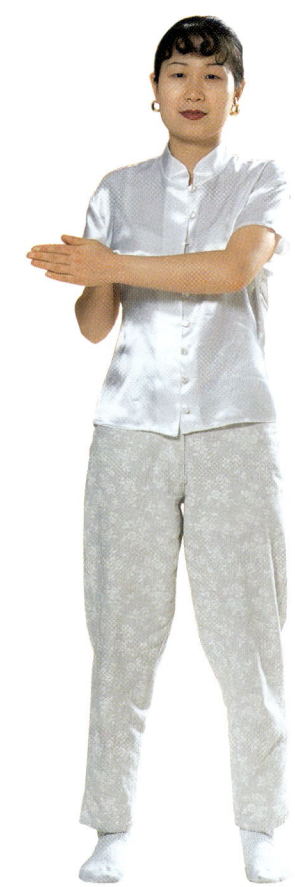

Der goldene Drachen schwingt seinen Schwanz

Die Hände wie zum Gebet falten. Zwischen den Handflächen bleibt ein Hohlraum. Die Finger heben, so dass sie leicht nach oben zeigen. Die Arme sind leicht angewinkelt. Die Hände 36-mal nach links und 36-mal nach rechts schwingen.

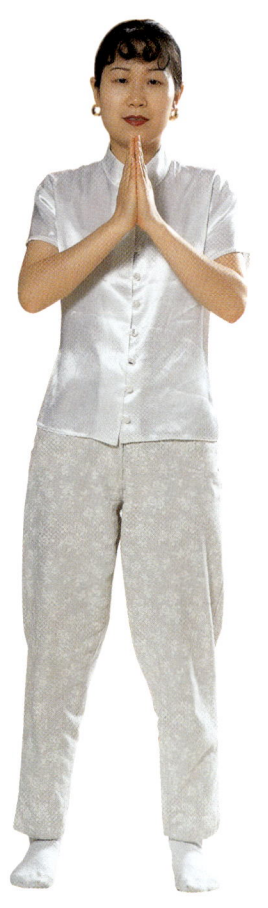 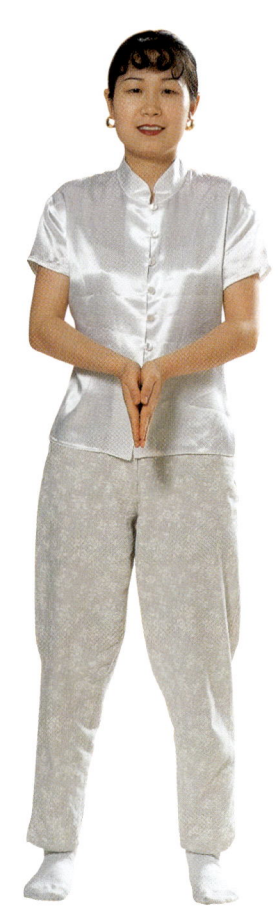

Jade-Phoenix nickt mit dem Kopf

Die Hände falten. Zwischen den Hand-flächen bleibt ein Hohlraum. Die Finger zeigen nach oben. Die Hände 36-mal langsam nach unten senken.

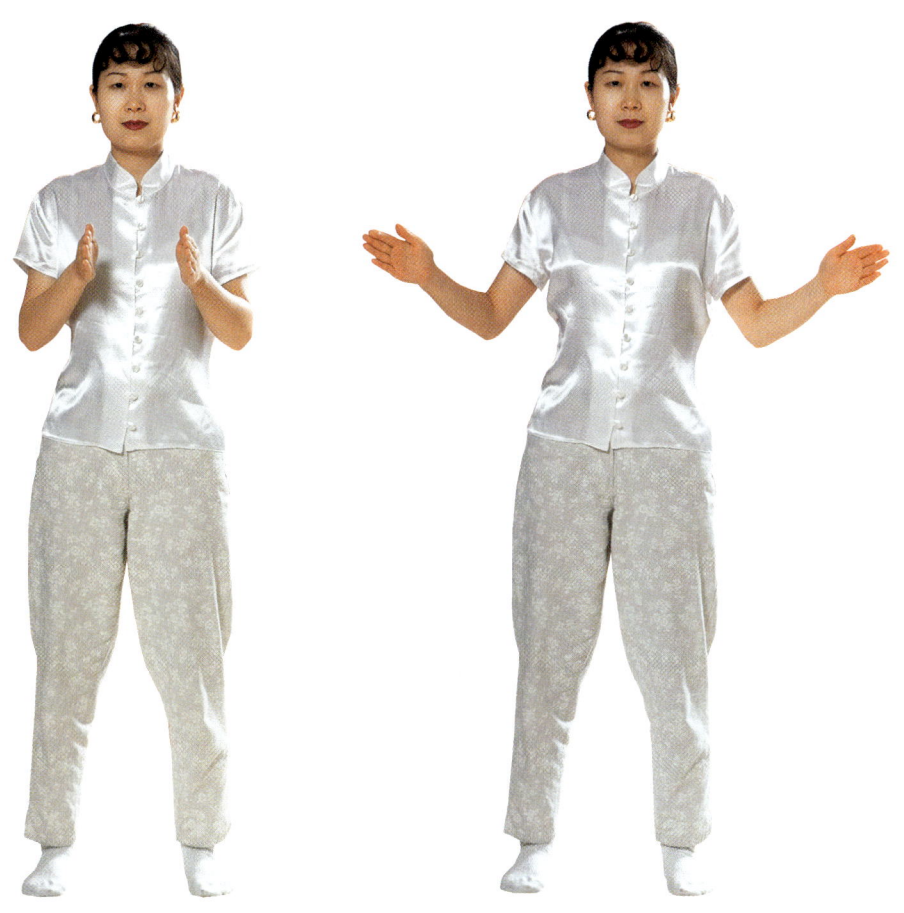

Die Luft ist erfüllt vom Duft der chinesischen Pagode

Die Handflächen zeigen zueinander. Der Abstand zwischen ihnen beträgt 20 Zentimeter. Die Fingerspitzen zeigen nach vorn. Die Arme sind leicht angewinkelt und zeigen geradeaus. Die Hände vor der Brust fünfmal öffnen.

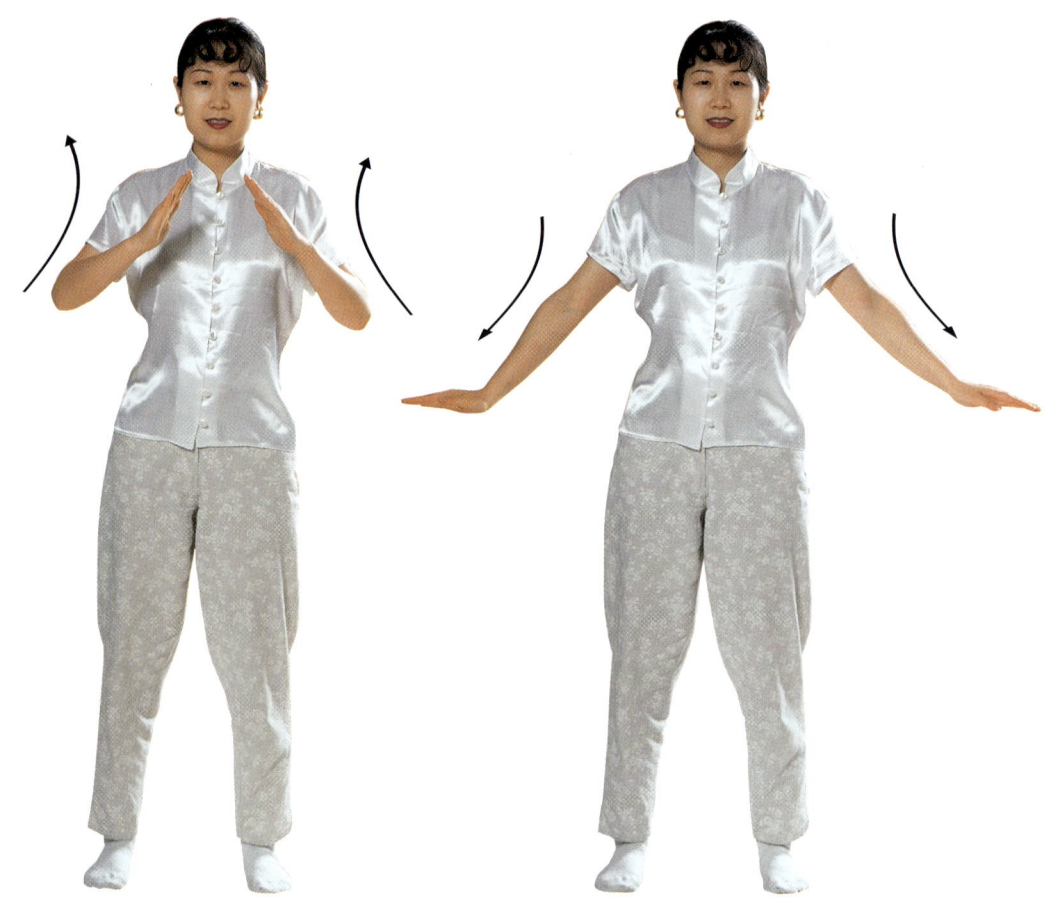

Die Luft ist erfüllt vom Duft der buddhistischen Pagode

Die Hände vor der Brust fünfmal öffnen. Nach oben und nach unten langsam zwei Linien in der Form des chinesischen Wortes »Acht« ziehen. Zuerst die Hände nach oben zu den Schultern führen und dann nach unten zur Taille senken.

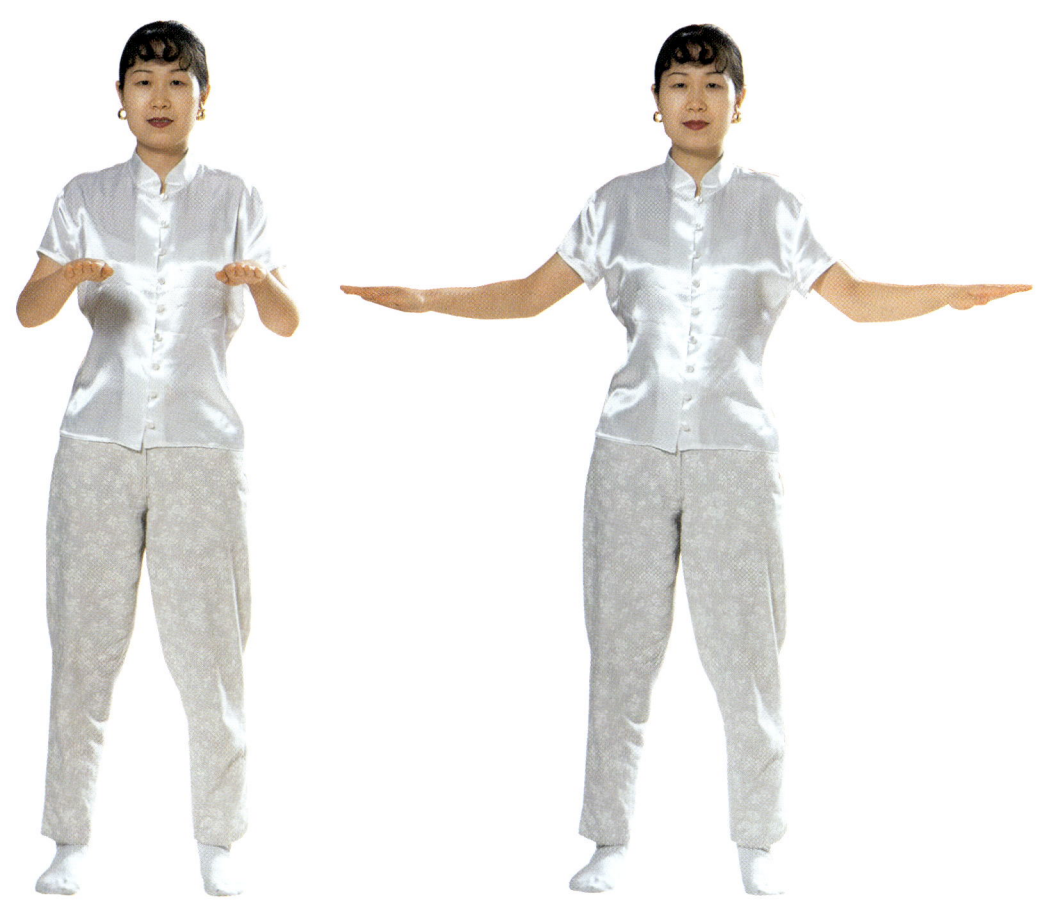

Bodhisattwa spielt chinesische Zitter

Die Handflächen zeigen nach unten, die Fingerspitzen nach vorn. Die Hände befinden sich auf Brusthöhe, die Arme sind leicht angewinkelt. Die Hände vor der Brust 36-mal öffnen, sodass die Fingerspitzen nach außen zeigen.

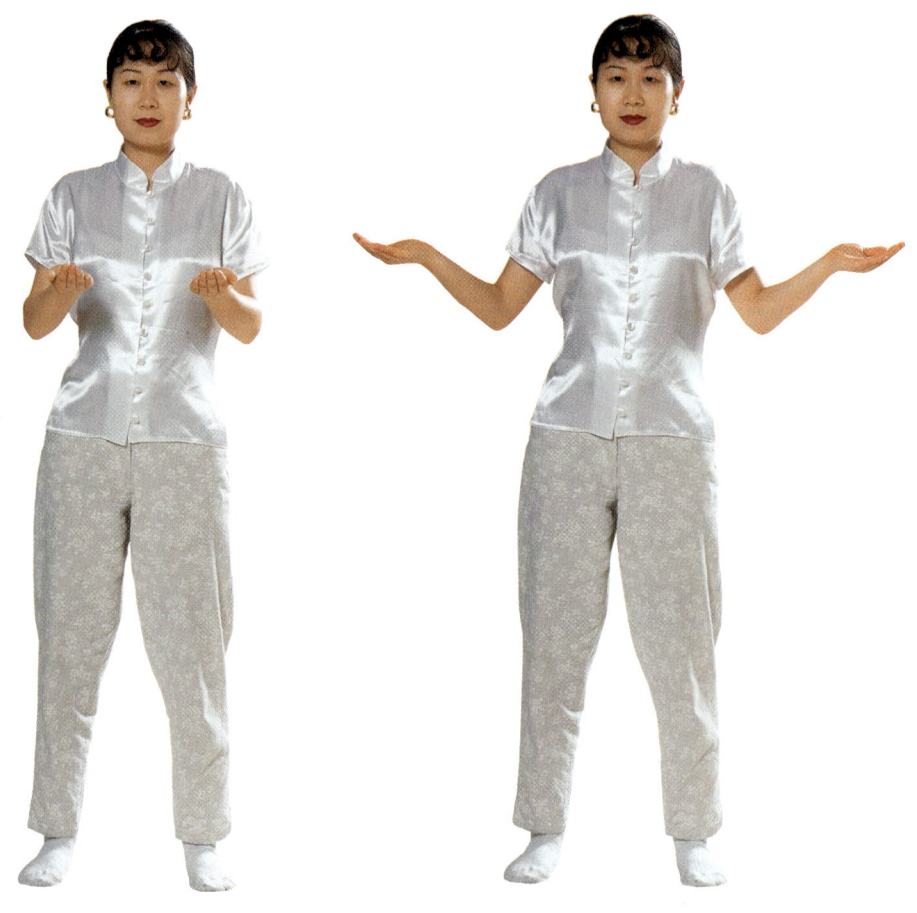

Eine Essschale in zwei teilen

Die Handflächen zeigen nach oben, die Fingerspitzen nach vorn. Die Arme sind in Brusthöhe leicht angewinkelt. Die Hände vor der Brust 36-mal öffnen.

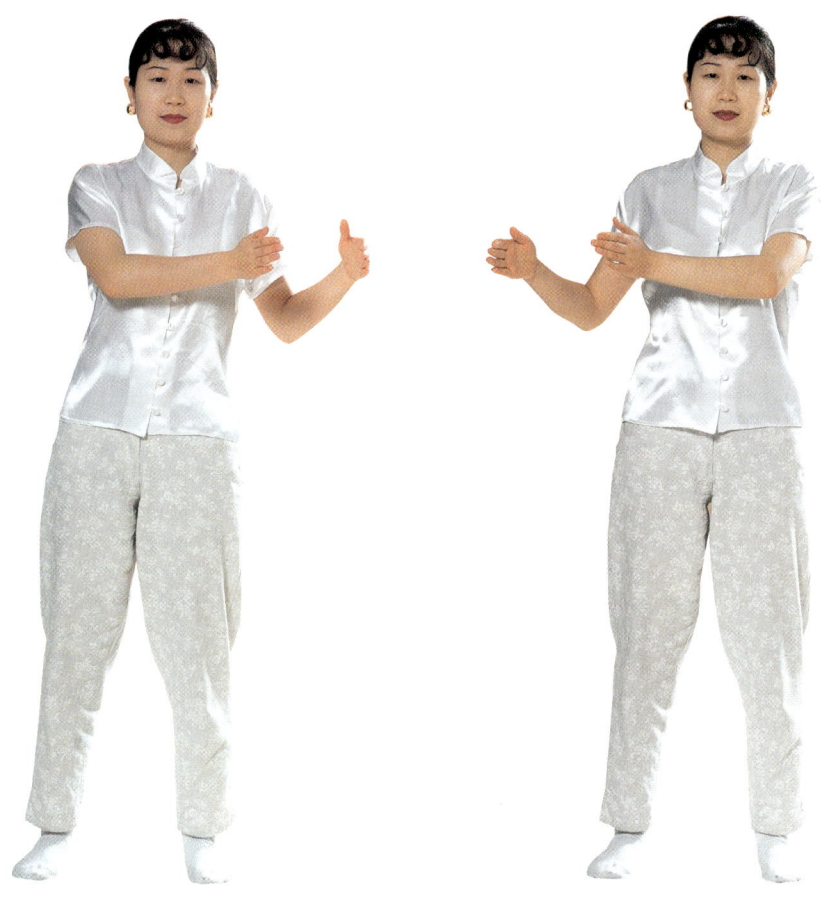

Lotusblätter wiegen sich im Wind

Die Handflächen zeigen zueinander. Der Abstand zwischen ihnen beträgt 20 Zentimeter. Die Fingerspitzen zeigen nach vorn.

Die Hände vor der Brust abwechselnd nach links und rechts schwingen. Wiederholen Sie die Übung 36-mal.

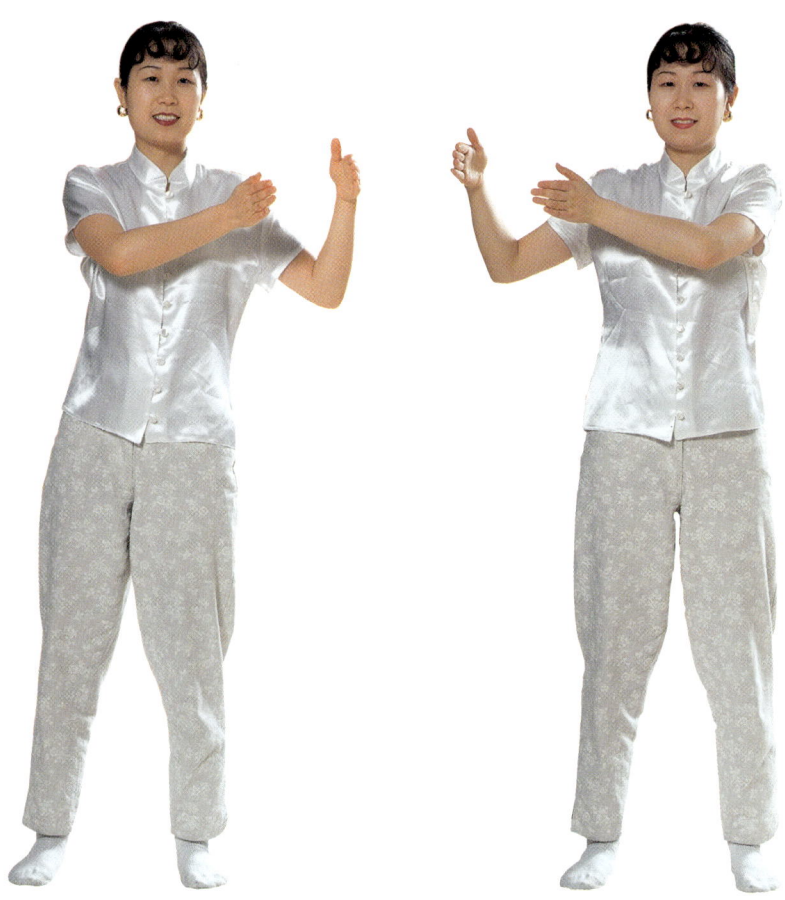

Himmel und Erde nach links drehen

Die Handflächen zeigen zueinander mit 20 Zentimetern Abstand zwischen ihnen. Mit den Händen von rechts nach links gegen den Uhrzeigersinn eine Ellipse zeichnen: die lange Seite von links nach rechts, die kurze von oben nach unten. 36-mal.

Himmel und Erde nach rechts drehen

Die Handflächen zeigen zueinander. Der Abstand zwischen ihnen beträgt 20 Zentimeter. Mit den Händen von links nach rechts im Uhrzeigersinn eine Ellipse zeichnen: die lange Seite von links nach rechts, die kurze von oben nach unten. 36-mal.

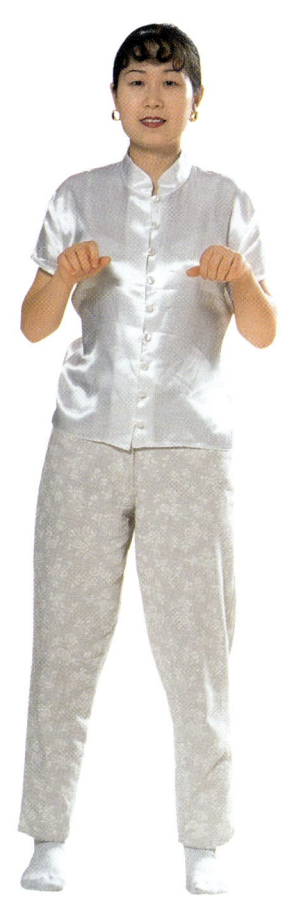
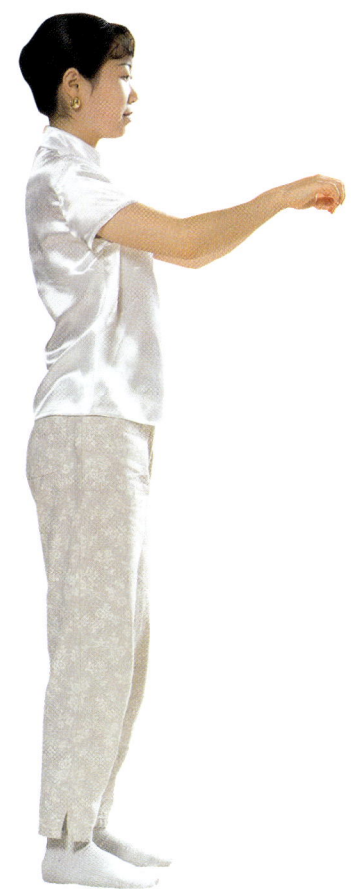

Die Ruder bewegen, um das Meer zu überqueren

Die Handflächen zeigen nach unten. Die Arme sind leicht angewinkelt. Die Hände in Brusthöhe halten. Mit den Händen nach unten greifen. Die Hände wie beim Rudern wieder zum Körper ziehen. Die Übung 36-mal wiederholen.

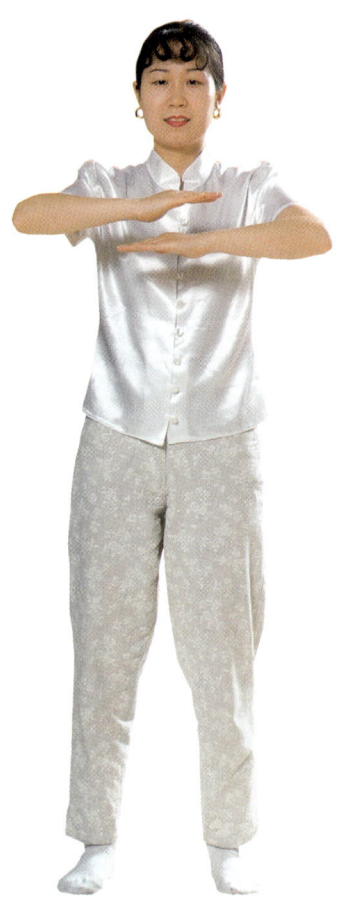
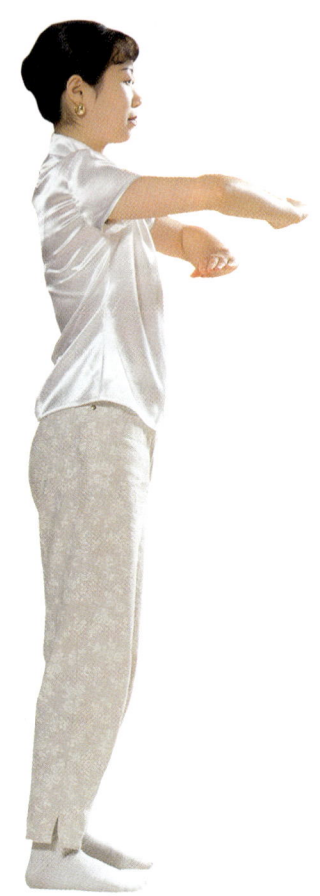

Das Rad des Dharma dreht sich immer

Die Handflächen zeigen nach unten. Die rechte Hand in Brusthöhe zehn Zentimeter über die linke schieben. Zuerst die eine, dann die andere Hand nach vorne strecken. Dabei mit den Händen eine Ellipse zeichnen. Die Übung 36-mal wiederholen.

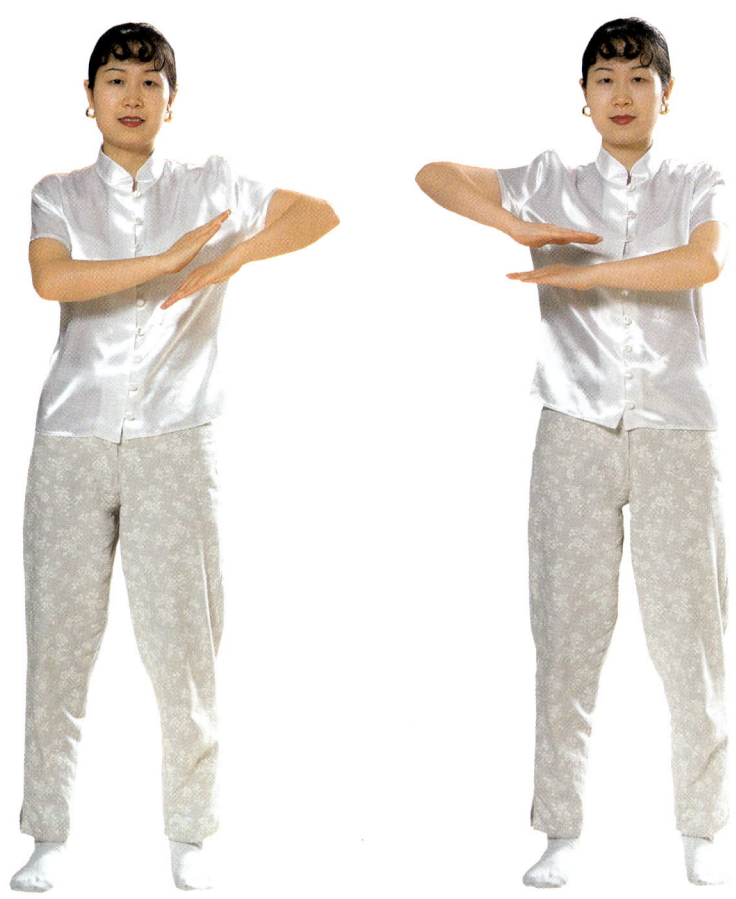

Bodhi-dharma schaukelt das Boot

Die Handflächen zeigen nach unten. Die rechte Hand in Brusthöhe zehn Zentimeter über die linke schieben. Die Hände abwechselnd nach links und rechts schwingen. Denken Sie dabei an ein schaukelndes Boot. Die Übung 36-mal wiederholen.

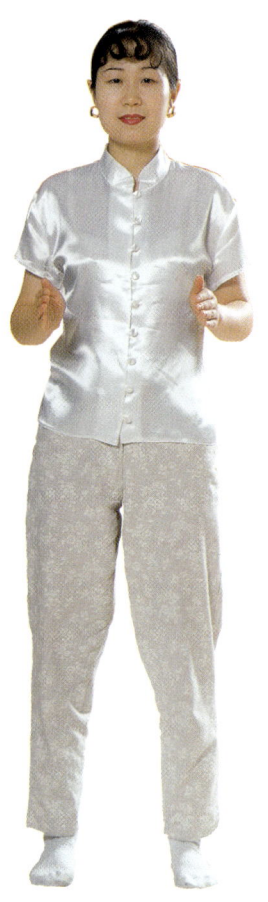 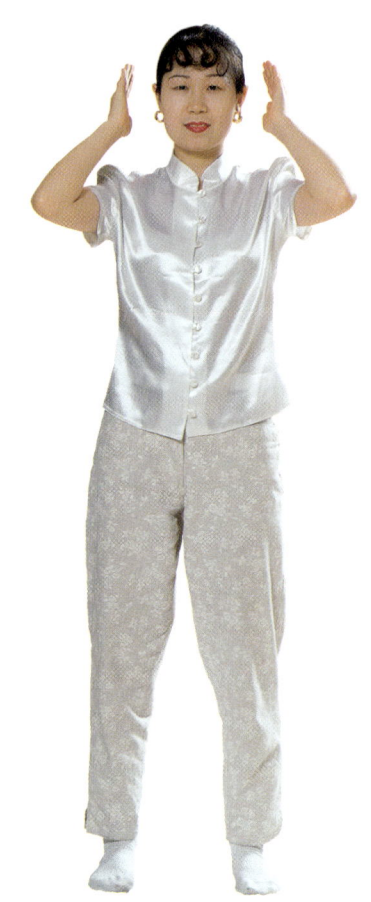

Buddhistischer Wind bläst in die Ohren

Die Hände vor den Bauch heben. Die Handflächen zeigen zueinander. Mit den Händen die Luft von unten nach oben in die Ohren stopfen. 36-mal wiederholen.

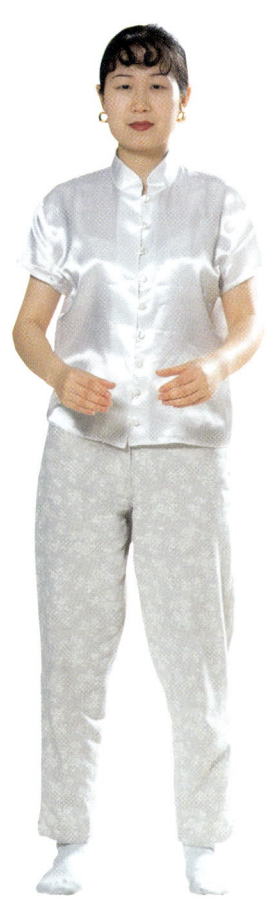 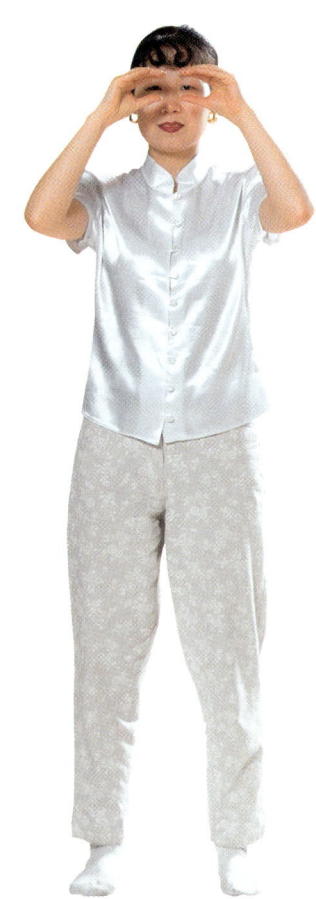

Buddhistische Strahlen erleuchten die Augen

Mit der rechten und der linken Hand vor dem Bauch einen Entenschnabel formen. Die Fingerspitzen zeigen dabei zueinander.

Mit den Händen langsam die Luft von unten nach oben in die Augen drücken. Die Übung 36-mal wiederholen.

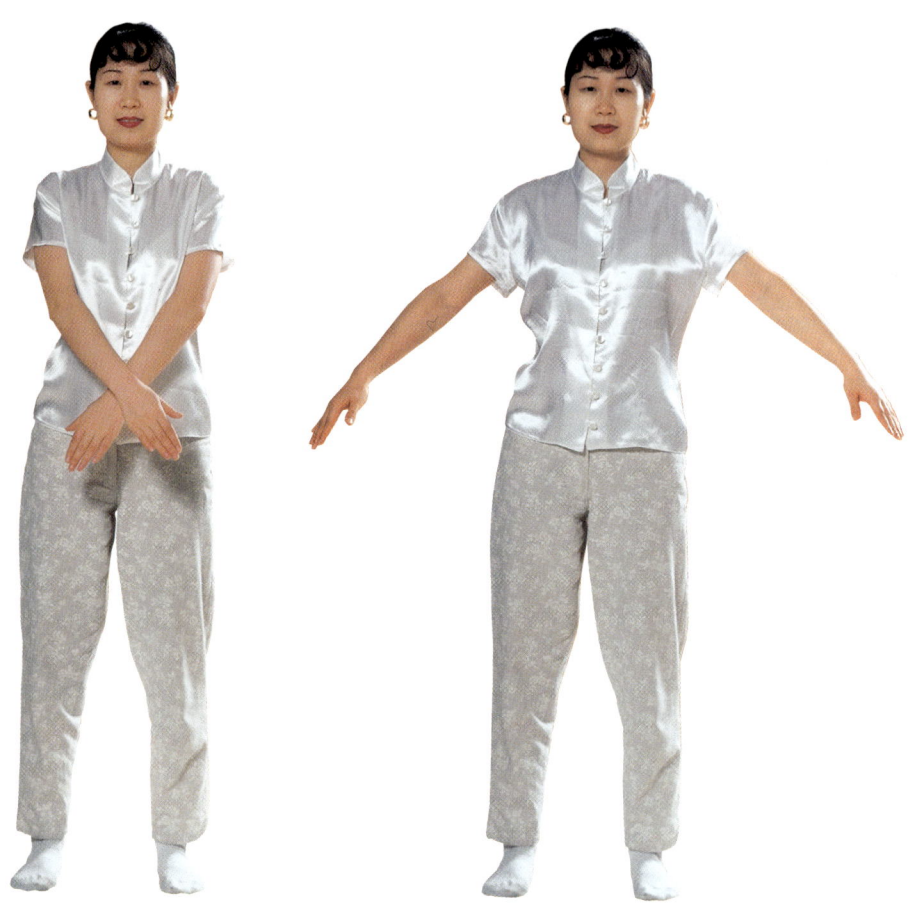

Die Hände kreuzend schwingen

Die linke Hand ist innen, die rechte außen. Die Arme sind ausgestreckt. Die Hände vor dem Bauch kreuzen und wieder öffnen. Die Übung 36-mal wiederholen.

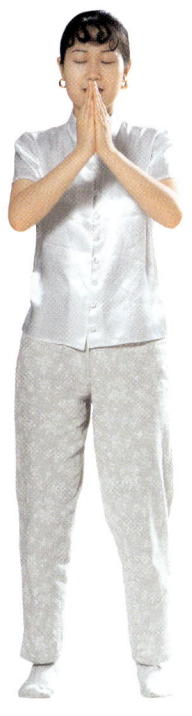

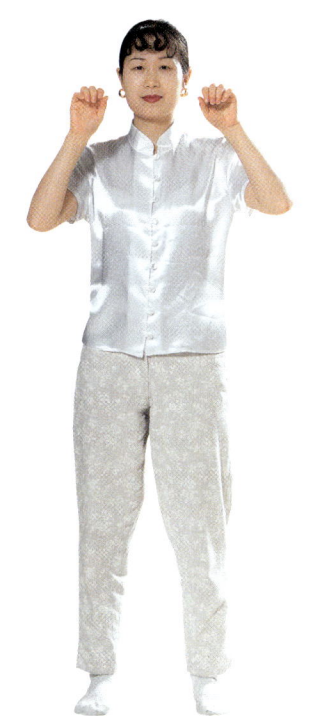

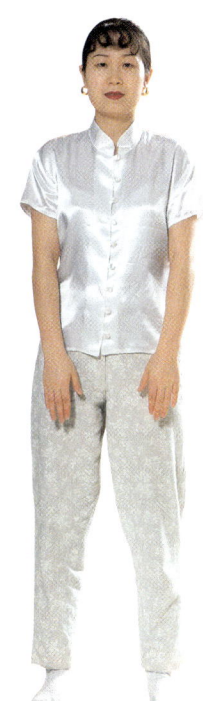

Der Jünger betet zu Buddha

Die Hände wie zum Gebet falten. Zwischen den Handflächen bleibt ein Hohlraum. Die Finger zeigen nach oben. Die Hände zur Brust heben. Eine Minute so bleiben.

Abschlussübung

Die Hände senken und halb zu Fäusten ballen. Die Hände zu den Schultern heben, durch die Nase einatmen. Wieder senken, die Finger strecken, durch den Mund aus-atmen. Zum Schluss die Hände reiben und mit den Händen das Gesicht waschen.

Übungen der Mittelstufe

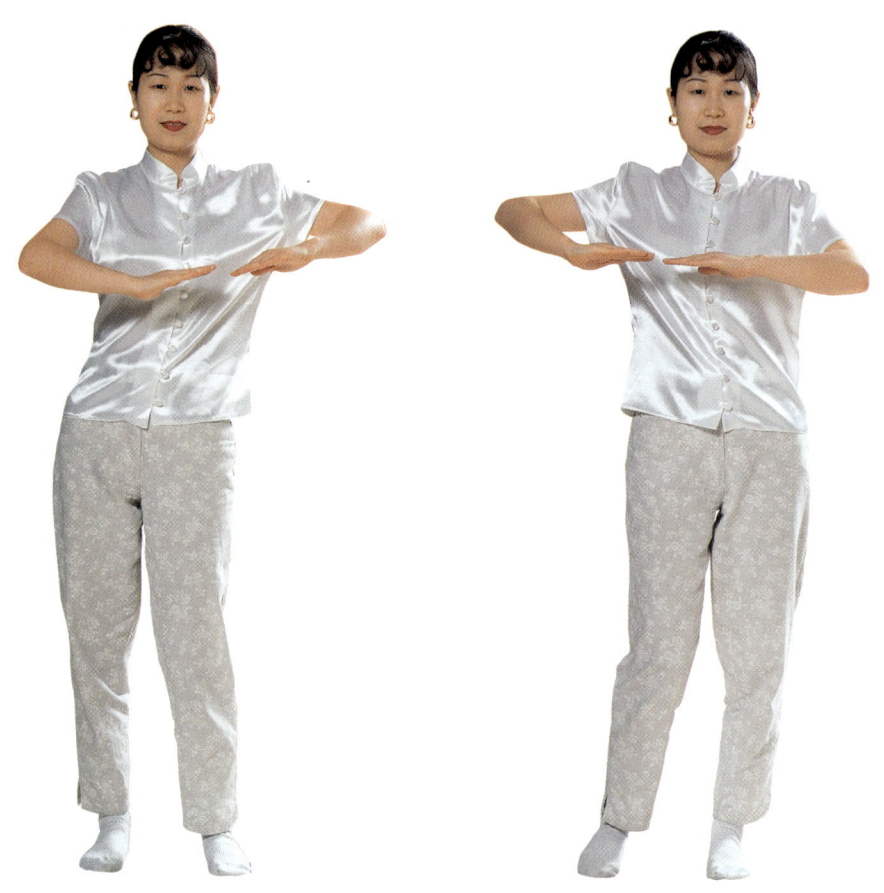

Weitou überreicht die Keule

Grundhaltung: Gehen Sie in den schulterbreiten Stand. Der ganze Körper ist locker und entspannt. Sie sind heiter und entspannt und lächeln. Heben Sie die Hände langsam zur Brust. Die Handflächen zeigen nach unten. Die Fingerspitzen zeigen zueinander. Die Knie dabei abwechselnd beugen und die Hüften nach rechts und links schwingen. Wiederholen Sie diese Übung 36-mal.

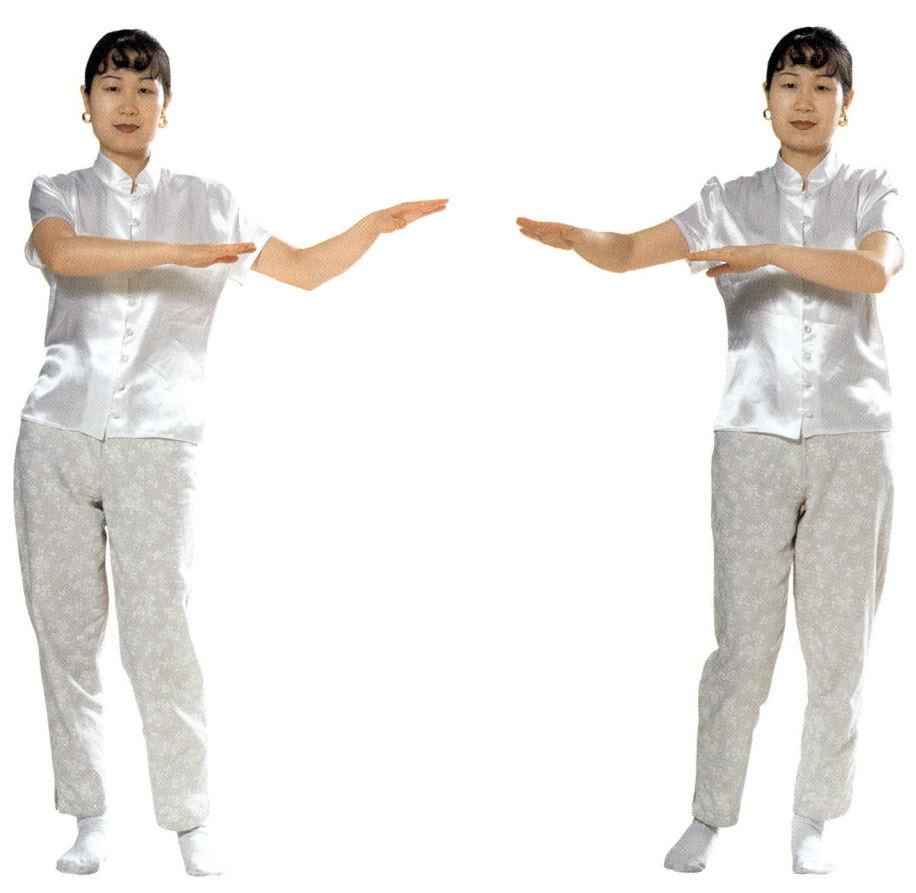

Jigong lenkt seine inneren Kräfte

Die Hände sind vor der Brust. Die Hand-flächen zeigen nach unten und die Finger-spitzen nach vorne. Mit den Armen ein Dreieck formen und sie abwechselnd nach links und rechts ausstrecken. Dabei die Knie abwechselnd beugen und die Hüften nach rechts und links schwingen. Wieder-holen Sie die Übung 36-mal.

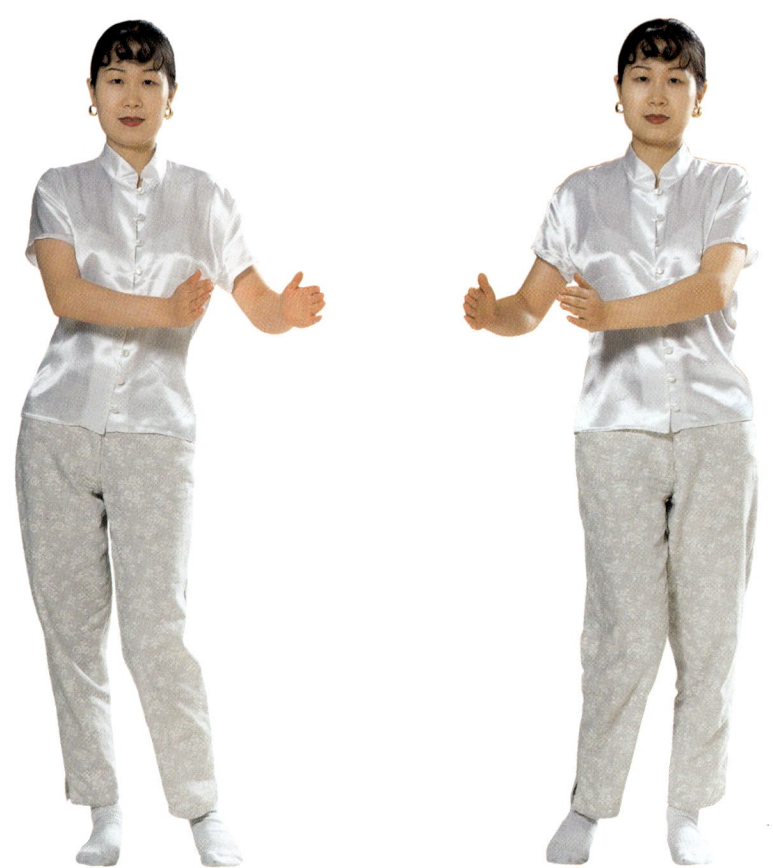

Mit zwei Händen Dinge versetzen

Die Hände langsam vor die Brust heben. Die Handflächen zeigen zueinander. Der Abstand zwischen ihnen beträgt 20 Zentimeter. Die Finger zeigen nach vorn. Die Hände abwechselnd nach links und rechts bewegen – dabei so tun, als würde man einen Gegenstand heben. Dabei die Knie abwechselnd beugen und die Hüften nach rechts und links schwingen. Wiederholen Sie die Übung 36-mal.

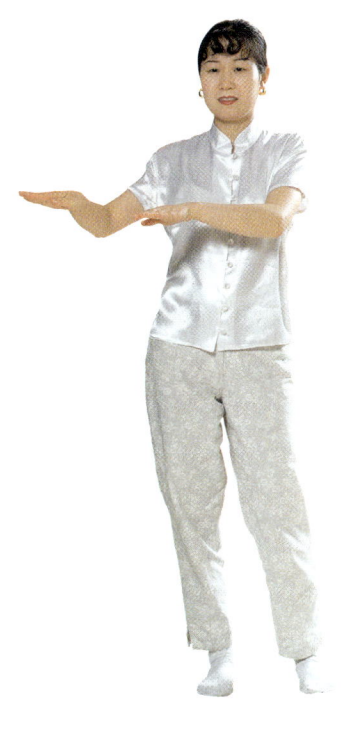

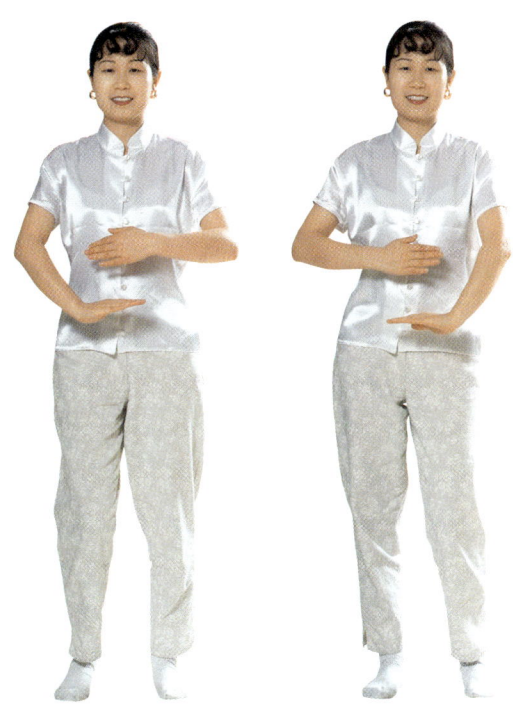

Duoluo zeichnet Flaschenkürbisse

Die Hände rechts vor die Brust heben. Die rechte Hand ist vorn. In dieser Haltung mit den Händen im Uhrzeigersinn Flaschenkürbisse zeichnen. Dabei die Knie abwechselnd beugen und die Hüften nach rechts und links schwingen. 36-mal.

Das Drachenmädchen wickelt Seide

Die Hände liegen übereinander auf dem Bauch. Die Hände langsam umeinander kreisen lassen. Dabei die Knie abwechselnd beugen und die Hüften nach rechts und links schwingen. Wiederholen Sie diese Übung 36-mal.

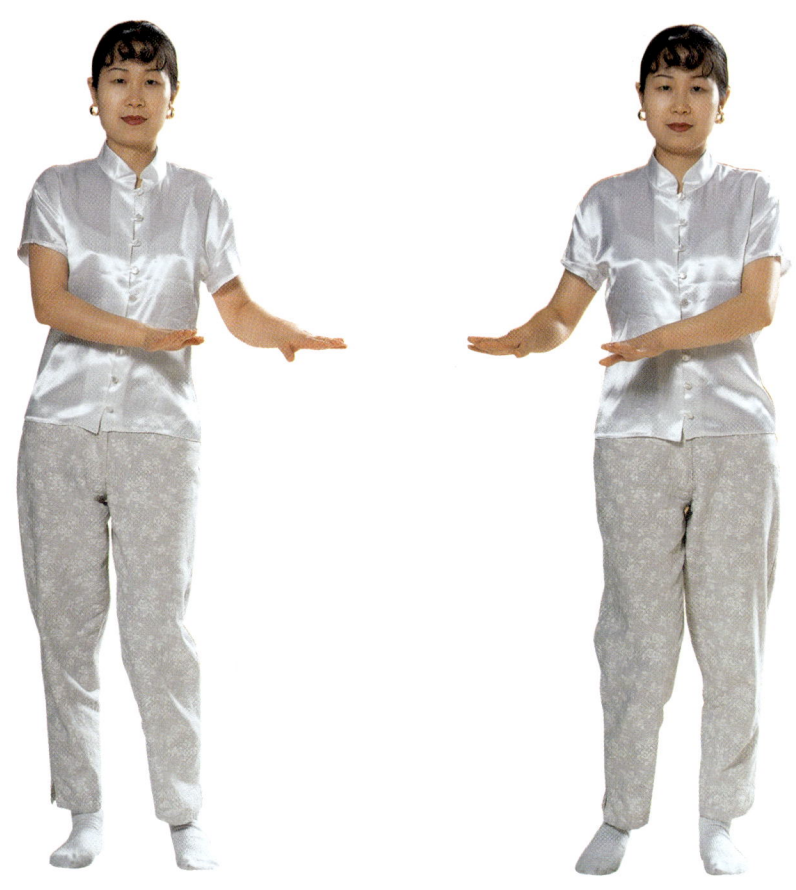

Das Drachenmädchen pflückt Lotos

Die Hände vor den Bauch heben. Die Handflächen zeigen nach unten. Der Abstand zwischen ihnen beträgt zehn Zentimeter. Die Finger zeigen nach vorn. Die Hände nach unten drücken. Dabei die Knie abwechselnd beugen und die Hüften nach rechts und links schwingen. Wiederholen Sie die Übung 36-mal.

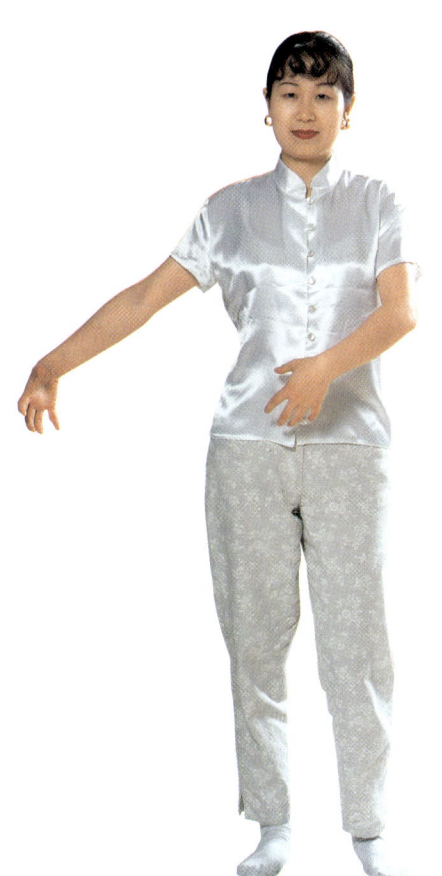 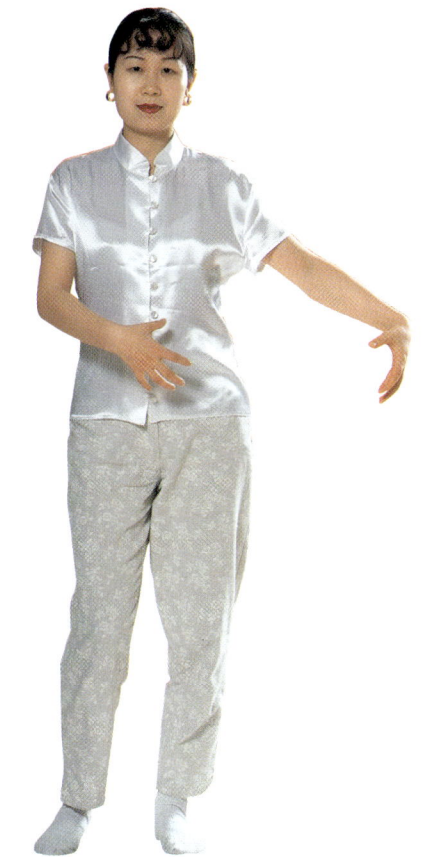

Lohan bezwingt den Tiger

Mit den Händen die Tatzen eines Tigers formen. Die linke Hand ist vor dem Bauch, die rechte Hand ist rechts neben der Hüfte. Die Hände abwechselnd nach links und rechts bewegen. Dabei die Knie abwechselnd beugen und die Hüften nach rechts und links schwingen. Wiederholen Sie diese Übung 36-mal.

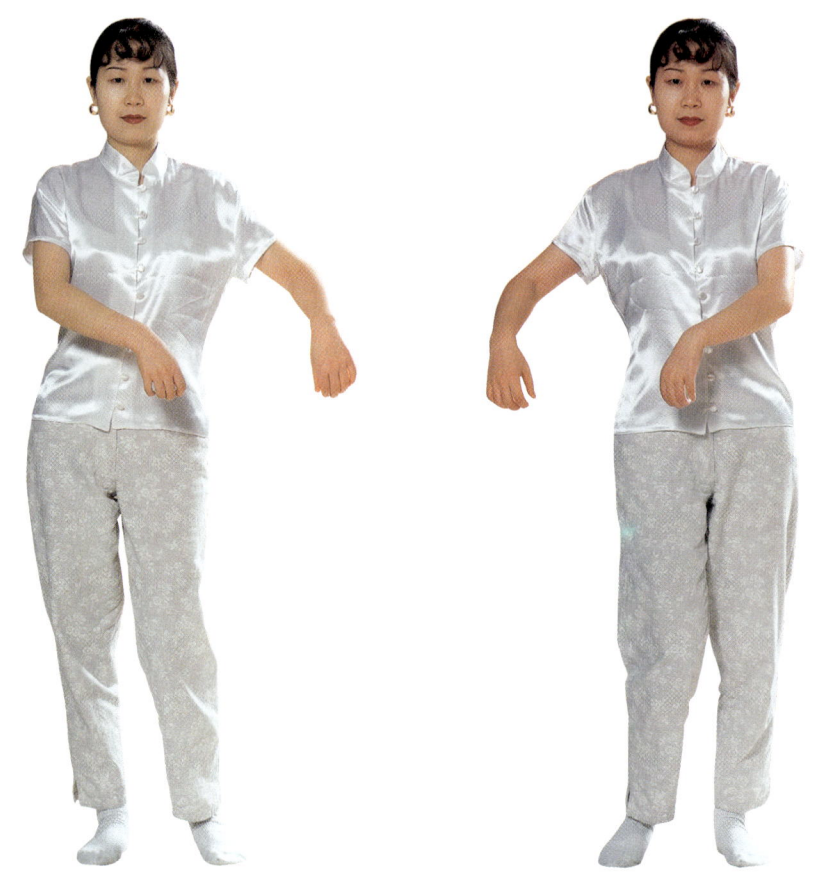

Der Mönch führt seine Stabkunst

Die Hände halb zu Fäusten ballen. Stellen Sie sich vor, Sie halten einen Stab und schwingen ihn langsam nach recht und links. Die Hände vor den Bauch heben. Der Abstand zwischen ihnen beträgt zehn Zentimeter. Die Knie abwechselnd beugen und die Hüften nach links und rechts schwingen. Wiederholen Sie die Übung 36-mal.

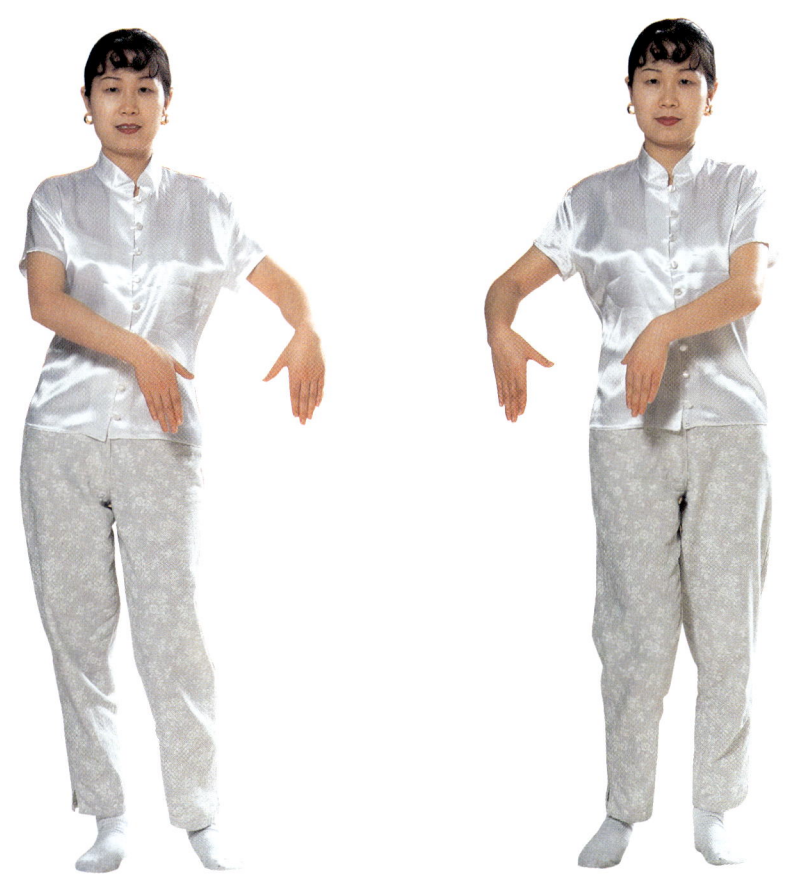

Tianwang, der Herrscher des Himmels, lässt seine Hände sinken

Die Handflächen zeigen zum Körper. Der Abstand zwischen ihnen beträgt zehn Zentimeter. Die Finger schließen, die Daumen zeigen auf den Bauch. Die Hände abwechselnd nach links und rechts senken. Dabei die Knie abwechselnd beugen und die Hüften nach links und rechts schwingen. Die Übung 36-mal wiederholen.

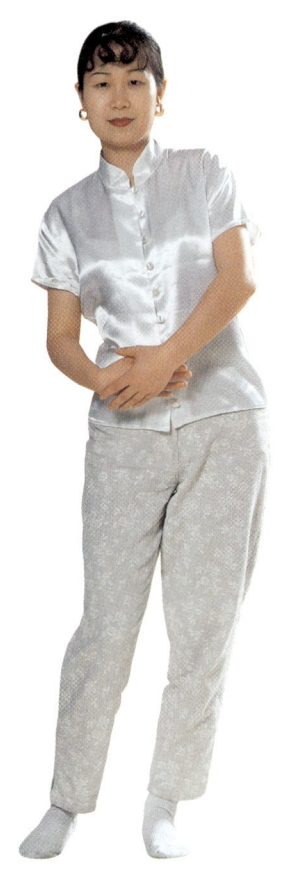 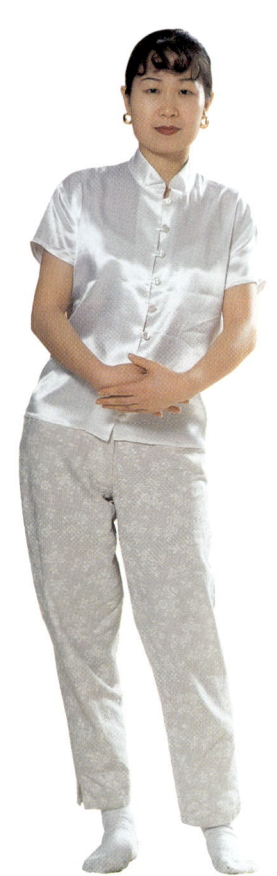

Der Mönch schwingt seine Hände

Die Hände vor den Bauch heben. Der Abstand zwischen ihnen beträgt zehn Zentimeter. Die Handflächen zeigen zum Körper. Männer legen die rechte Hand über die linke, Frauen die linke über die rechte. Dabei den Körper nach links und rechts schwingen, die Hüften den Körper führen lassen. Die Übung 36-mal wiederholen.

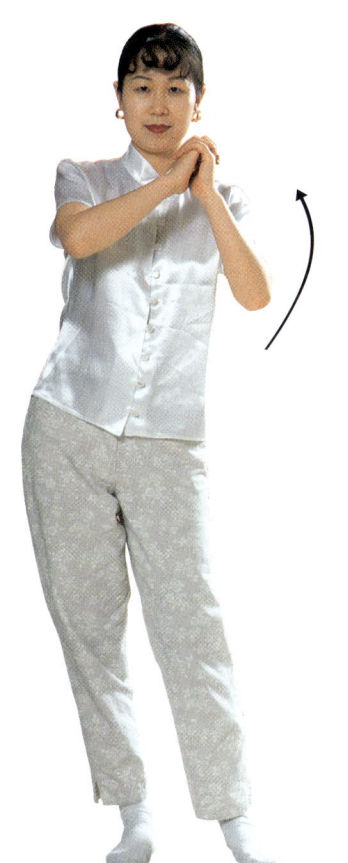
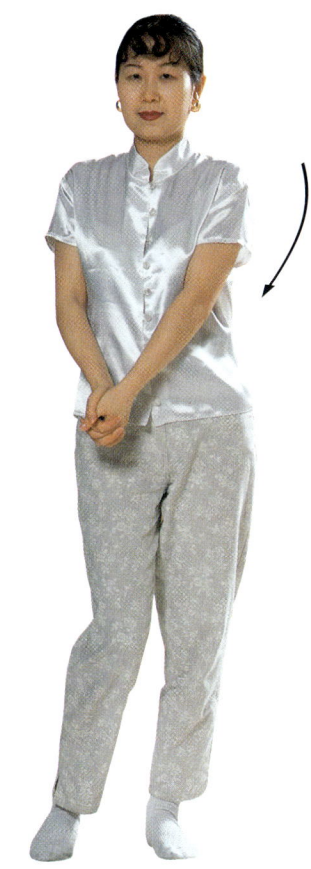

Lohan betet an

Die Hände wie zum Gebet falten, die Finger dabei ineinander verschränken. Die Handflächen dürfen sich dabei nicht berühren. Mit den Händen zuerst nach oben, dann nach unten Kurven zeichnen. Dabei den Körper nach links und rechts schwingen, die Hüften den Körper führen lassen. Wiederholen Sie die Übung 36-mal.

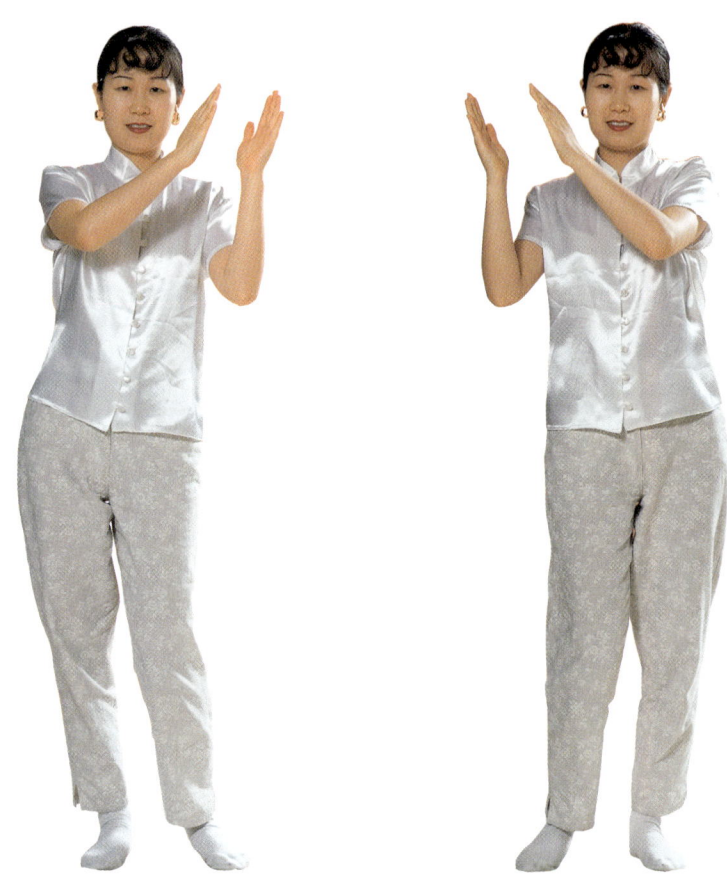

Die fliegende Fee überreicht Blumen

Die Handflächen zeigen zueinander. Der Abstand zwischen ihnen beträgt 20 Zentimeter. Die Fingerspitzen zeigen dabei nach oben. Die Hände vor dem Kehlkopf nach links und rechts schwingen. Dabei den Körper nach links und rechts schwingen, die Hüften den Körper führen lassen. Wiederholen Sie die Übung 36-mal.

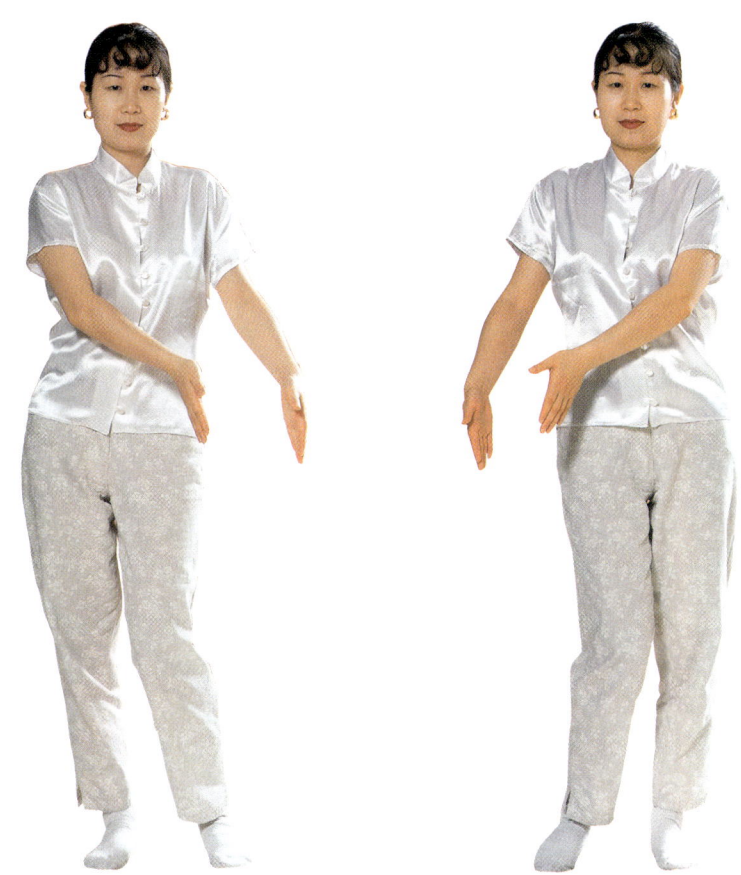

Die fliegende Fee streut Blumen

Die Handflächen zeigen zueinander. Der Abstand zwischen ihnen beträgt 20 Zentimeter. Die Finger zeigen nach unten. Die Hände vor dem Bauch nach links und rechts schwingen. Gleichzeitig den Körper nach links und rechts schwingen, die Hüften den Körper führen lassen. Wiederholen Sie die Übung 36-mal.

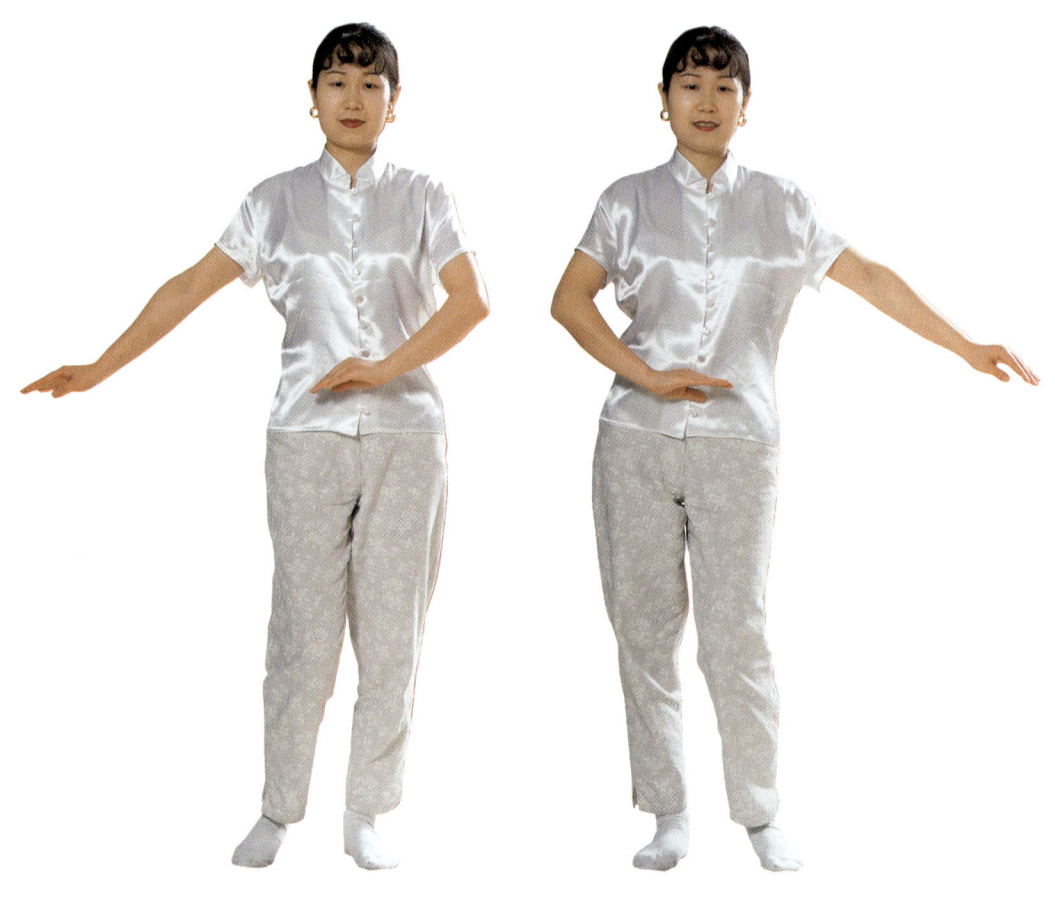

Der bewaffnete Wächter des Buddha lenkt seine inneren Kräfte

Mit der rechten und der linken Hand einen Entenschnabel formen. Zuerst mit der linken, dann mit der rechten Hand leicht auf den Bauch schlagen. Dabei den Körper nach links und rechts schwingen, die Hüften den Körper führen lassen. 36-mal.

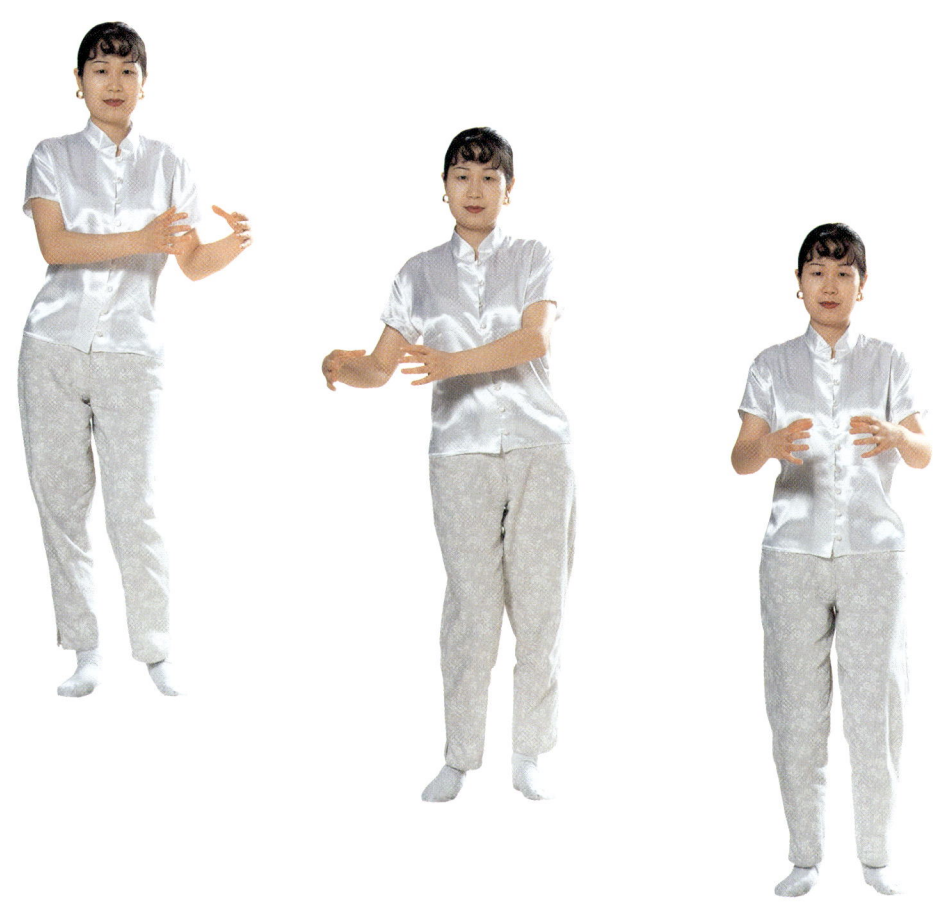

Die drei Heiligen versinken in Meditation

Stellen Sie sich vor, Sie halten einen Ball in den Händen und bewegen ihn von links nach rechts zur Mitte. Die Finger zeigen zueinander. Die Hände erst links, dann rechts und zum Schluss vor den Bauch halten. Diese Position eine Minute halten.

119

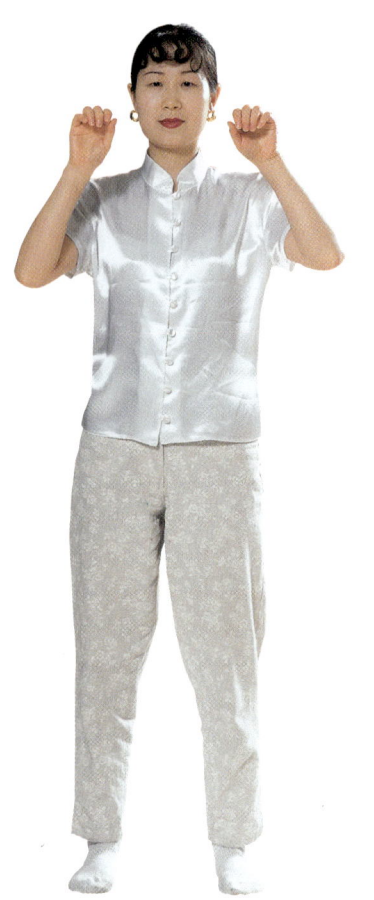
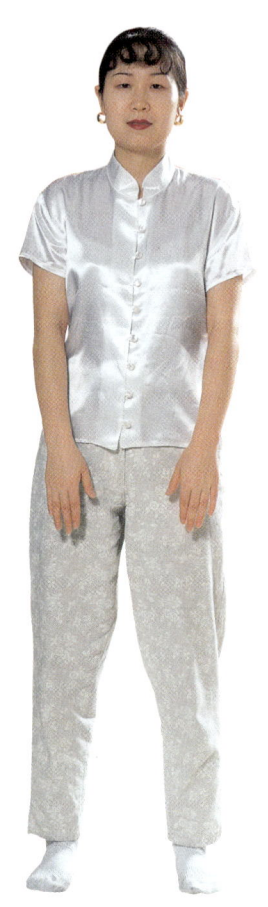

Abschlussübung

Die Hände langsam senken und halb zu Fäusten ballen, nicht ganz schließen (in den Fäusten bleibt ein Hohlraum). Die Hände langsam zu den Schultern heben, dabei durch die Nase einatmen. Die Hände langsam senken, die Finger strecken, dabei durch den Mund langsam ausatmen. Zum Schluss die Hände reiben und mit den Händen sorgfältig das Gesicht waschen. Sie fühlen sich locker und entspannt.

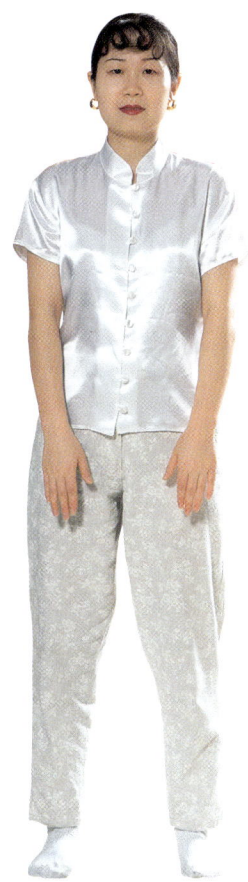

Seinen Körper stärken

Viele Menschen leben in Großstädten und an Orten, wo die Umwelt sehr belastet ist. Sie sind überall von gesundheitsschädlichen Gasen und Bakterien umgeben. Um zu verhindern, dass diese Gase und Bakterien in den Körper eindringen, muss man seinen Körper und das Immunsystem stärken. Diese Übung hilft Ihnen dabei:

Gehen Sie in den schulterbreiten Stand. Ihr Körper ist ganz entspannt und locker. Sie sind ruhig und gelöst und lächeln. Sie blicken geradeaus.

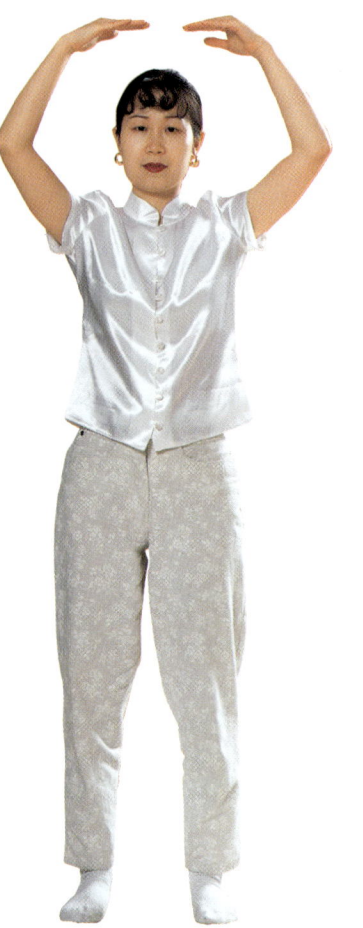

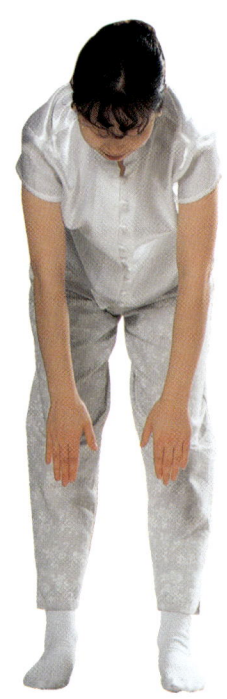

Seinen Körper stärken

Heben Sie die Arme zehn Zentimeter über den Kopf. Die Fingerspitzen zeigen zueinander. Die Handflächen zeigen zum Boden. Bewegen Sie die Hände 20-mal nach rechts, nach hinten, nach links und nach vorn (im Uhrzeigersinn). Anschließend lassen Sie die Hände langsam nach unten sinken. Die Fingerspitzen zeigen dabei nach unten. Der Körper ist leicht gebeugt. Wiederholen Sie die Übung dreimal. Machen Sie diese Übung jeden Tag 20 Minuten vor dem Schlafengehen.

Das heilende Wasser von Meister Tian Ruisheng

Qi Gong-Meister Tian Ruisheng sendet jeden Abend in der Zeit zwischen 22.00 und 22.10 Uhr Botschaften an die Welt. In dieser Zeit können die Menschen das »Informationswasser« vom großen Meister des Xianggong empfangen. Dieses Wasser stärkt die Gesundheit und verbessert das Immunsystem.

So empfangen Sie das »Informationswasser«

☙ Tian Ruisheng sendet das Wasser jeden Tag zwischen 22.00 und 22.10 Uhr chinesischer Zeit. Die Zeitverschiebung beträgt im Sommer plus sechs, im Winter plus sieben Stunden.

☙ Sie können das Wasser überall empfangen. Also auch in Ihrer Wohnung. Richten Sie Ihren Körper und Ihre Gedanken auf die Stadt Luoyang in der Provinz Henan (112,4 Grad östlicher Länge, 34,8 Grad nördlicher Breite).

☙ Nehmen Sie nur abgekochtes kaltes oder warmes Wasser. Halten Sie ein Glas, eine Porzellantasse, einen Emaillebecher, eine Teekanne oder einen Aluminiumtopf bereit.

☙ Gießen Sie das Wasser in das Gefäß. Stellen Sie das mit Wasser gefüllte Gefäß vor sich auf den Tisch.

☙ Entspannen Sie sich. Die Füße stehen fest auf dem Boden. Heben Sie die rechte Hand. Die Handfläche zeigt nach Luoyang in der Provinz Henan.

☙ Nach einer Minute werden Sie in Ihren Handflächen ein ungewöhnliches Gefühl verspüren – sie können sich warm, kalt oder auch taub anfühlen. Oft verspürt man auch ein Kribbeln oder leichtes Klopfen. Das bedeutet, dass Sie die Botschaft von Meister Tian Ruisheng empfangen haben.

☙ Heben Sie nun Ihre Hände 20 bis 30 Zentimeter über das Gefäß mit dem Wasser, die Handflächen zeigen zum Wasser. Bleiben Sie drei Minuten in dieser Position.

☙ Das Wasser ist nun fertig: Sie können es trinken. Sehr gut eignet es sich auch zur äußeren Anwendung. Verwenden Sie es, um schmerzende Körperteile zu waschen. Sie werden sich sehr bald viel gesünder und stärker fühlen.

Das tägliche Trinken des »Informationswassers« von Qi Gong-Meister Tian Ruisheng stärkt die Gesundheit und verbessert das Immunsystem.

Nachwort

Nachdem ich den ersten Entwurf für dieses Buch fertig hatte, bin ich mit meiner Mutter nach Luoyang gefahren, um den großen Meister Tian Ruisheng um seine Meinung über dieses Buch zu bitten. Meister Tian Ruisheng, der gerade von einer Konferenz zurückgekehrt war, empfing uns sehr freundlich und zeigte sich hocherfreut über das Erscheinen des Buches.

Er sprach drei Stunden mit uns und erzählte uns von den großen Erfolgen von Xianggong in China und anderen Ländern. Er schenkte uns Fotos und zeigte uns seine Sammlung von Briefen und Zeitungen, die sich mit Xianggong befassen.

Als wir Meister Tian zum Abendessen in ein Restaurant einladen wollten, lehnte er freundlich ab. Er isst kein Fleisch, keinen Fisch, kein Huhn und keine Ente. Meister Tian ernährt sich ausschließlich von pflanzlicher Nahrung: von Weißkohl, Spinat, Rüben, Kartoffeln, Bohnensprossen, Bohnen, Lauch, Möhren, Schnittlauch und Knoblauch.

Wir werden diesen Tag nie vergessen.

Dr. Li Wu

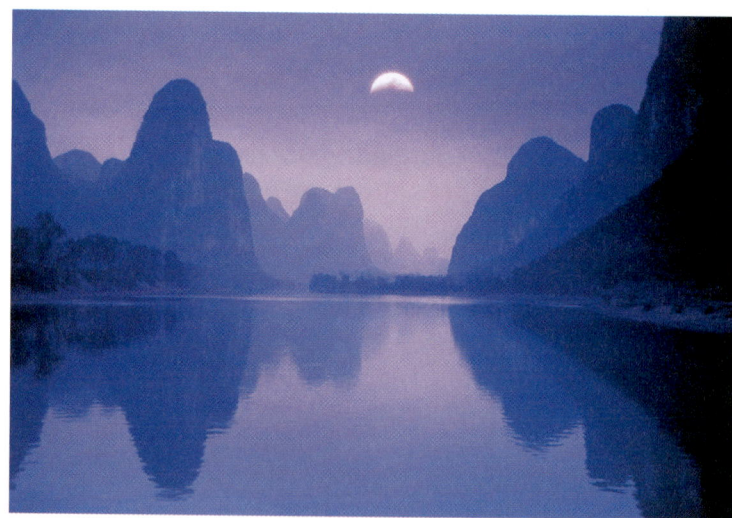

Das Denken, das hinter Xianggong steht, ist vor dem Hintergrund der Geschichte und Kultur Chinas zu sehen.

Die Autoren

Dr. Li Wu ist Doktor der Traditionellen Chinesischen Medizin. In Deutschland ist er als Heilpraktiker zugelassen und betreibt mit großem Erfolg eine Naturheilpraxis in München. Seine außergewöhnliche Begabung wurde schon früh erkannt und ließ ihm die Ausbildung am weltberühmten Shaolin-Kloster in der chinesischen Provinz Henan zuteil werden, die er dann später mit einem Medizinstudium an der Universität Peking fortsetzte. In China zählt Dr. Li zu den bedeutendsten Qi Gong-Meistern der Gegenwart.

Jiao Fenè, Li Wus Mutter, ist Professorin für Germanistik an der Universität in Xian. Sie ist ausgebildete Qi Gong-Meisterin und zählt zu den wenigen Frauen, die in China diesen Titel führen dürfen. Ihre Veröffentlichungen über »Duftendes Qi Gong« haben in China viel Aufsehen erregt.

Haftungsausschluss

Die Inhalte dieses Buches sind sorgfältig recherchiert und erarbeitet worden. Dennoch können weder die Autoren noch der Verlag für die Angaben in diesem Buch eine Haftung übernehmen.

Bildnachweis

Alle Fotos: Dominik Parzinger, München mit Ausnahme der folgenden: Bavaria Bildagentur GmbH & Co. KG, Gauting/München: 18 (VCL), 83 (TCL), 84 (TCL); Image Bank Bildagentur GmbH, München: 2 (Owen Edmunds), 124 (Grant v. Faint); Jump Agentur für Freizeitsport-Fotografie: 26 (Sandkühler); Li, Wu, München, privat: 83, 85, 87; Hamburg-Tony Stone Associates GmbH, München: 4/9 (Su), 19 (Huber), 22 (Cohen); Studio für Illustration und Fotografie Sascha Wuillemet, München: 8, 13, 14, 25.

Literatur

Eichler, Marietta: Tai Chi – Qi Gong in 18 Bewegungen. Für Lehrende und Lernende. Verlag Grundlagen und Praxis GmbH & Co. Wissenschaftlicher Autorenverlag KG. Leer 1997

Frerker, Mario F.: Tai Chi Chuan verständlich gemacht. Copress Verlag GmbH. München 1995

McFarlane, Stewart: Tai Chi – Das Praxisbuch. Mosaik Verlag. München 1997

Moegling, Klaus/Moegling, Barbara: Tai Chi Chuan für Einsteiger. Wilhelm Goldmann Verlag GmbH. München 1996

Oberlack, Helmut: Tai Chi Quan - beweglich, entspannt und gelassen. Gräfe und Unzer Verlag GmbH. München 1996

Impressum

Es ist nicht gestattet, Abbildungen und Texte dieses Buches zu digitalisieren, auf PCs oder CDs zu speichern oder auf PCs/Computern zu verändern oder einzeln oder zusammen mit anderen Bildvorlagen/Texten zu manipulieren, es sei denn mit schriftlicher Genehmigung des Verlages.

Midena Verlag
© 1998 Weltbild Verlag GmbH, Augsburg
Alle Rechte vorbehalten

Idee und Konzeption:
Ernst Schnarrenberger
Kommunikation, Hauptstraße 23, 82927 Tutzing/Starnberger See
Redaktion:
Christine Bier
Bildredaktion:
Susanne Allende
Umschlag: Dirk Risch, Berlin und München
Layout und DTP/Satz:
KL-Grafik, München
Reproduktion: Kaltner Media GmbH, Bobingen
Druck und Bindung:
Offizin Andersen Nexö, Grafischer Großbetrieb, Leipzig

Gedruckt auf chlorfrei gebleichtem Papier
Printed in Germany

ISBN 3-310-00557-7

Stichwortverzeichnis

A

Abgeschlagenheit 79
Abnehmen 60
Aggressivität 72
Akupunkt 69, 71, 72
Akupunktur 66
Alkohol 17, 62, 80
Anämie 69
Anlaufschmerz 74
Appetitlosigkeit 72
Aromastoffe 61
Arterienverkalkung 61
Arthrose 74
Arzneimittelvergiftung 69
Asthma 68, 89
Atemfunktion 24
Atemkunst 18
Atemtechniken 14
Atemübungen 67
Atmung 14f., 25, 27f., 64, 65, 86
– natürliche 14f.
– Qi-Atmen 14f.
Aufstoßen 89
Augenerkrankungen 89

B

Baihui 63
Ballhaltung 32, 34, 39, 52
Bauchmassage 71
Belastungsfähigkeit 25
Bewegungsapparat 25, 61
Bewegungseinschränkungen 74
Blähungen 89

Blut im Stuhl 80
Blutdruckwerte 25, 77
Bluthochdruck 61, 89
Blutkreislauf 62, 78, 80
Blutzirkulation 68
Bronchitis 67, 89
Brustabtastung 81
Brustkrebs 81

C

Chen Wangting 20
Chen-Stil 20f.
chronische Erkrankungen 25
Cortison 66

D

Dan Tian 12f., 15, 57, 72, 80
Darmmuskulatur 80
Depressionen 71, 78
Diabetes 79
Diät 61
Dickdarmmeridian 79
Drehschwindel 77
Du-Meridian 76, 81
Dünndarmmeridian 74, 79
Durchfall 73
Durchschlafstörungen 72

E

Einschlafhilfe 15
Einschlafstörungen 72
Energiearbeit 61
Erkältungskrankheiten 64, 89

Ernährung 61
Ernährungsfehler 78
Ernährungsumstellung 80

F

Fehlhaltungen 27, 58
Fett 80
Fettablagerung 63
Fettpolster 60, 62
Fleisch 61, 80
Flüssigkeitszufuhr 80
Fußmassage 72

G

Gähnen 89
Gallenmeridiane 73
ganzheitliche Bewegungskunst 18
ganzheitliche Heilung 6, 11f.
ganzheitliche Übungssysteme 6f., 15f.
Gebärmutterblutungen 23
Gedächtnisschwäche 68, 72
Gefäßerkrankungen 76
Gehirntumor 76
Gelenkigkeit 25
Gelenkentzündungen 64f.
Gelenkschmerzen 62f.
Gemüse 80
Geschmacksverstärker 61
gesunde Lebensweise 16f.
Gesundheitsübungen 19
Gewichtsverlagerung 29
Gifte 67, 89
Grundhaltung 58ff.
– stehende 58f.
– sitzende 59f.

– im Schneidersitz 60
– liegende 60

H

Haarausfall 75
– kreisförmiger 75
Haferflocken 80
Hakenhand 43, 45, 50, 51
Hals-Wirbelsäulenschmer-
zen 75
Haltungsprobleme 62
Haltungsschulung 58
Hämorrhoiden 80
Hao-Stil 22
Hauterkrankungen 89
Heilgymnastik 18
Herz 25
Herz-Kreislauf-Funktion
24
Herz-Kreislauferkrankun-
gen 89
Herzbeschwerden 23
Herzfunktion 71
Herzinfarkt 61
Herzklopfen 68, 73
Herzmeridian 72, 74, 77,
78
Herzrasen 78
Herzrhythmusstörungen
78
Herzstolpern 78
Hohlkreuz 25
Hormonumstellung 75
Hyperkinese 88
Hypotonie 77

I

Immunschwäche 73
Immunsystem 72, 123

Impotenz 72
Infektionskrankheiten 76

K

Kampfkünste 19
Knochengerüst 61
Knoten (Brust) 81
Konzentration 63, 65
– äußere 63, 65
– innere 63, 65
Konzentrationsschwäche
68, 69
Konzentrationsstörungen
72, 77, 79
Konzentrationsübungen
83
Koordinationsfähigkeit 24
Kopfhautinfektion 75
Kopfmassage 71
Kopfschmerzen 72, 76, 89
Kopfverletzungen 76
Körperhaltung 25, 26, 28f.
Körperreaktionen 89
Körperwahrnehmung 16
Kräutergaben 66
Kreislauf 25
Kreislaufbeschwerden 61,
77
Kropf 73
Kurzatmigkeit 68
Kyphose 25

L

Laogong 63, 65, 69, 79
Launenhaftigkeit 72
Leber 71, 72
Lebermeridian 72, 73, 79
Leistungsschwäche 79
Lordose 25

Luftröhrenentzündungen
64
Lungenkapazität 25
Lungenmeridian 78
Lymphknoten 81
Lymphzirkulation 62

M

Magen-Darmerkrankungen
89
Mastdarmkrampfadern
80
Meditation 17, 18, 19, 26
– Übungen 84
Mehl 80
Meridiane 12f., 15, 84
– Hauptleitbahnen 12
– Sonderleitbahnen 12
Meridiansystem 67
Migräne 89
Milchprodukte 61
Mittelohrerkrankungen
70
Müdigkeit 77, 79
Muskelschmerzen 62f.
Müsli 80

N

Nackenmassage 71
natürliches Atmen 14f.
negatives Denken 72
Nei Jing 8f., 66
Nervensystem 24
niedriger Blutdruck 77
Nierenmeridian 72, 75, 77,
78, 81
Nierenschwäche 69, 78
Nikotin 17
Nüsse 80

O

Obst 80
Ohrenmassage 71
Ohrensausen 69

P

Peking-Form 30ff.
Polyarthritis 23
psychische Probleme 72, 78
Pu Erh-Tee 62, 79, 80
Pulswerte 25

Q

Qi 6, 10ff., 15, 28, 57, 61,
   65, 66, 68, 69, 71, 84f.
   – angeborenes 12, 68
   – erworbenes 12, 68
Qi-Atmen 14f.
Qi-Leitbahnen 12f.
Qi-Zentren 12f.
Qi-Zirkulation 13

R

Reaktionsfähigkeit 24
   – körperliche 24
   – geistige 24
Regelblutungen 72
Reizbarkeit 69, 72
Rheuma 66, 89
Rückenmuskulatur 58

S

Salat 80
scharfes Essen 80
Schattenboxen 23
Schilddrüse 73
   – vergrößerte 73
Schilddrüsenerkrankung 75
   – überfunktion 73

Schlaflosigkeit 68, 70, 71,
   72, 73
Schlafmangel 69
Schlafpunkt 71
Schlafstörungen 73, 77
Schlaganfall 61, 89
Schulmedizin 11, 83
Schützenstellung 32, 33, 39,
   43, 47, 52, 56
Schwangerschaft 75, 80
Schwindel 72, 77
Schwitzen 89
Selbstmassage 71
Selbstverteidigung 18, 19
Shaolin-Kloster 19, 82ff.
Shiwukong 87
Skoliose 25
Solarplexus 83
Sonnengeflecht 83
Speicherorte 13
Stoffwechsel 61, 73
Stoffwechsel-Diät 62
Stoffwechselfunktion 24
Stoffwechselstörungen 76
Stress 72, 76
Stuhlgang 80
Sun-Stil 22
Süßigkeiten 62, 80
Süßstoffe 61

T

Tai Ji-Schulen 21f.
Tai Ji-Stile 19ff.
Tanzhong 78
Taoismus 19f.
TCM-Diagnose 66
Tian Ruisheng 87f., 123
Tinnitus 69
Traditionelle Chinesische

   Medizin 6, 11, 23, 82
Tränenfluss 89
Trockenobst 80
Tumorerkrankungen 89

U

Übergewicht 60f., 80, 89
Urinausscheidung 79

V

Venenleiden 89
Verdauungsstörungen 72
Verspannungen 27, 58
Verstauchungen 63
Verstopfung 80
Vollkornbrot 80

W

Wasseranwendungen 77
Wechseljahre 75
Wirbelsäule 25, 59
   – Verformungen 25
Wu-Stil 22

Y

Yang Chengfu 21
Yang Luchan 20
Yang-Stil 21, 30
Yin und Yang 18, 20, 26, 84,
   89
Yintang 71
Yongquan 72

Z

Zhang Sanfeng 19ff.
Zittern 73, 89
Zivilisationskrankheiten 61
Zucker 61
   – Zucker im Blut 79